健康ライブラリー　イラスト版

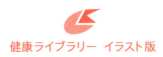

# 登校しぶり・不登校の子に親ができること

中学校教諭・特別支援教育士
上級教育カウンセラー
下島かほる 監修

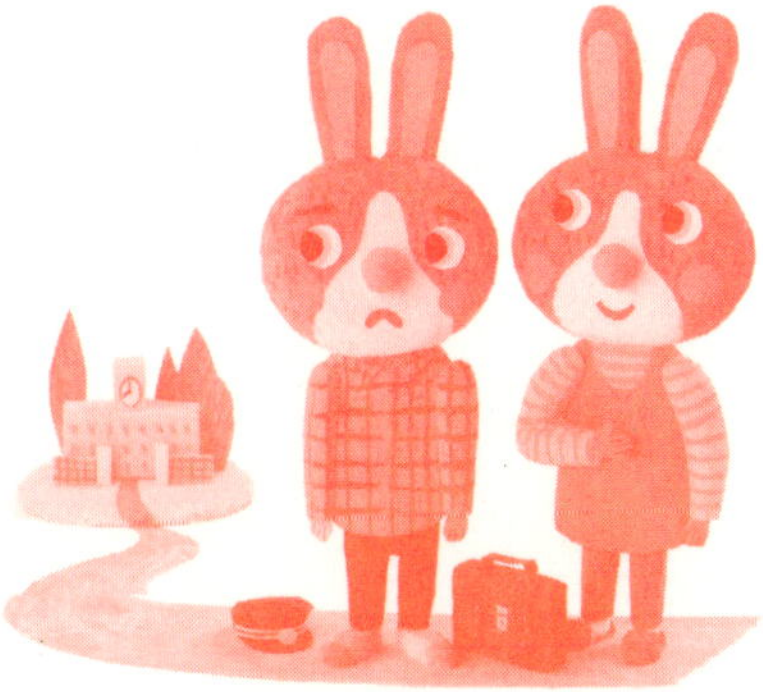

講談社

# まえがき

私は、不登校の中学生のための通級指導学級の担任として、一〇年間にわたり、多くの登校をしぶる、または不登校である子どもや親御さんとかかわってきました。また、私自身の息子も一時期学校へ行っていませんでした。本書は、こうした私の経験から、主に小中学生の子どもへの接し方を考えるヒントを示した一冊です。

お勧めしたい接し方のポイントは三つあります。一つ目は、子どものエネルギーがたまるようにかかわることです。親御さんのなかに、学校に行く子はよい子、行かない子はよくない子という気持ちはありませんか？　子どもの行動を促そうとして、「高校へ行かれないよ」などと言っていませんか？　そうした対応は子どものエネルギーを奪いがちです。学校に行こうが行くまいが大切な子どもであることに変わりありません。家庭は絶対的に安心できるエネルギーの補給地でありたいもの。上手な対応で純度の高いエネルギーを補給していきましょう。我が家も息子が家にいた時期にはよく釣りに出かけ、一緒にエネルギーを蓄えたものです。

二つ目に、子どもの選択や行動を尊重しましょう。小学校高学年から中学生ともなると、子どもは自我に目覚め、自分なりの価値観をもつようになります。親御さんの期待とは異なる選択をすることもあるでしょうが、子どもは自分で選んだ道だからこそ自分の決定に責任をもち、前に進もうとするのです。登校するしないを含め、親の価値観や期待から外れた選択や行動も認め応援する。その支えが安心につながり、子どもの前進はさらに促されるでしょう。

三つ目は、子どもは本来、皆成長する力を備えていると信じることです。生まれたばかりの赤ちゃんが、教えられなくてもハイハイから歩けるようになるのと同じで、子どもは自然に成長していきます。家の中にばかりいて成長が止まったように見えても、じつは子どもは確実に成長しているのです。

執筆にあたり、息子に「きみのことに触れてもいい？」と打診したところ快諾を得ました。人は必ず成長します。子どもへの接し方に迷ったとき、本書をお気軽に手に取りご活用ください。

中学校教諭・
特別支援教育士・上級教育カウンセラー
下島かほる

# 登校しぶり・不登校の子に親ができること

もくじ



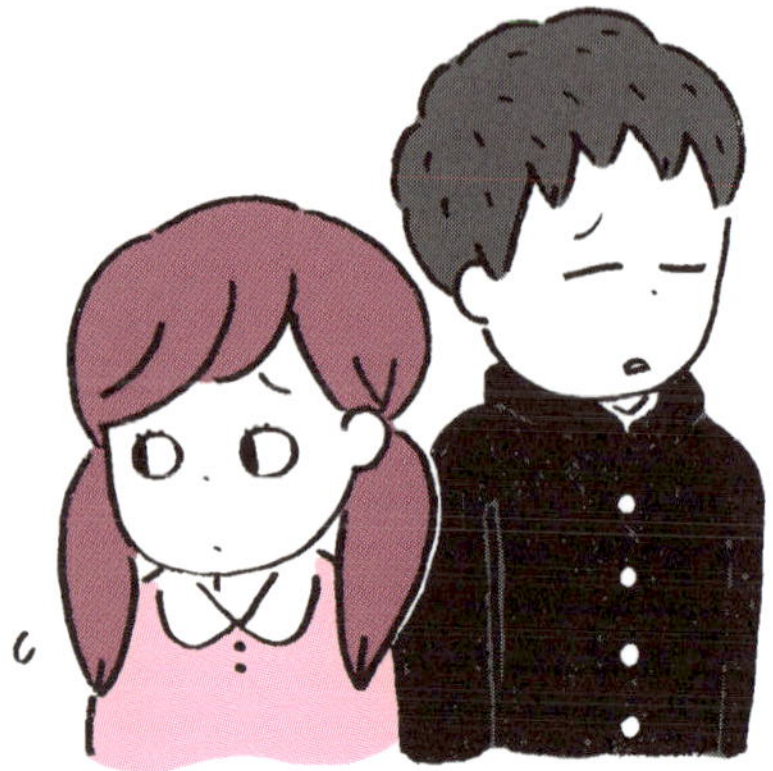

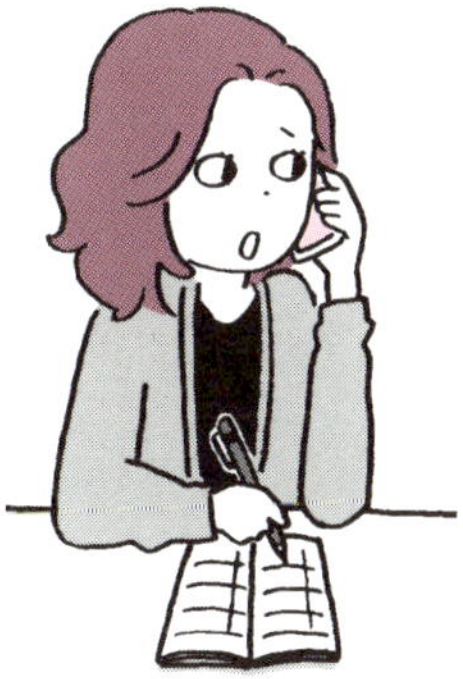

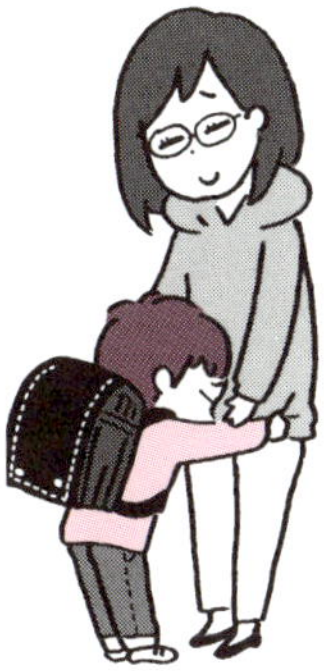

# 第2章 「休みたい」が増え始めたら

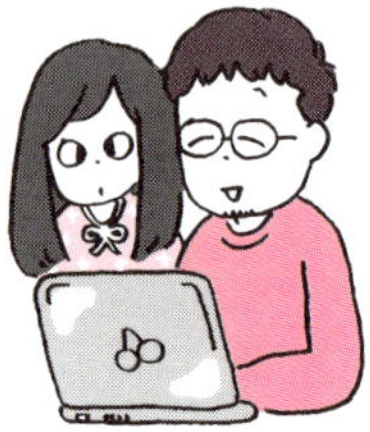

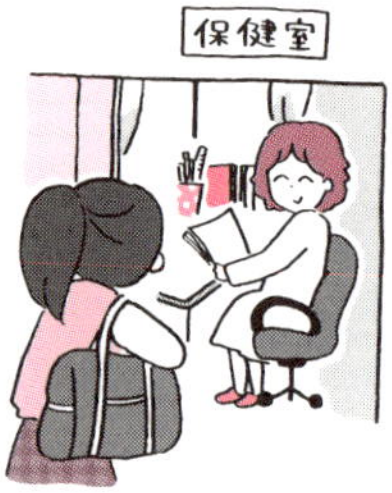
保健室

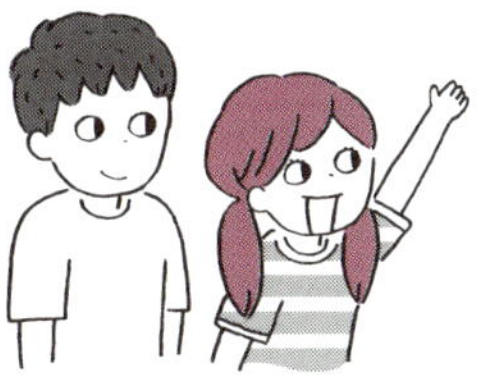

不登校にある「3つの時期」

# 時期を見きわめて働きかけ方も変える！

人生を長い車の旅にたとえるならば、
子どもが「自分の人生」を進んでいくためのドライバーは子ども自身です。
ただ、山あり、谷ありの難コースに迷い込んだときには、
寄り添う大人の適切な働きかけが難局を乗り切る助けになります。

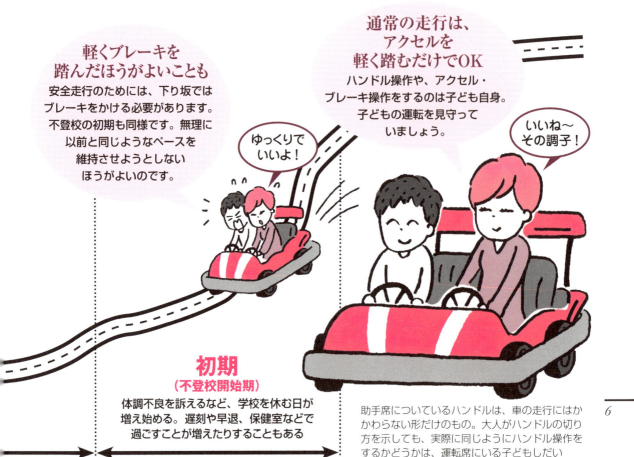

**軽くブレーキを踏んだほうがよいことも**

安全走行のためには、下り坂ではブレーキをかける必要があります。不登校の初期も同様です。無理に以前と同じようなペースを維持させせようとしないほうがよいのです。

**通常の走行は、アクセルを軽く踏むだけでOK**

ハンドル操作や、アクセル・ブレーキ操作をするのは子ども自身。子どもの運転を見守っていましょう。

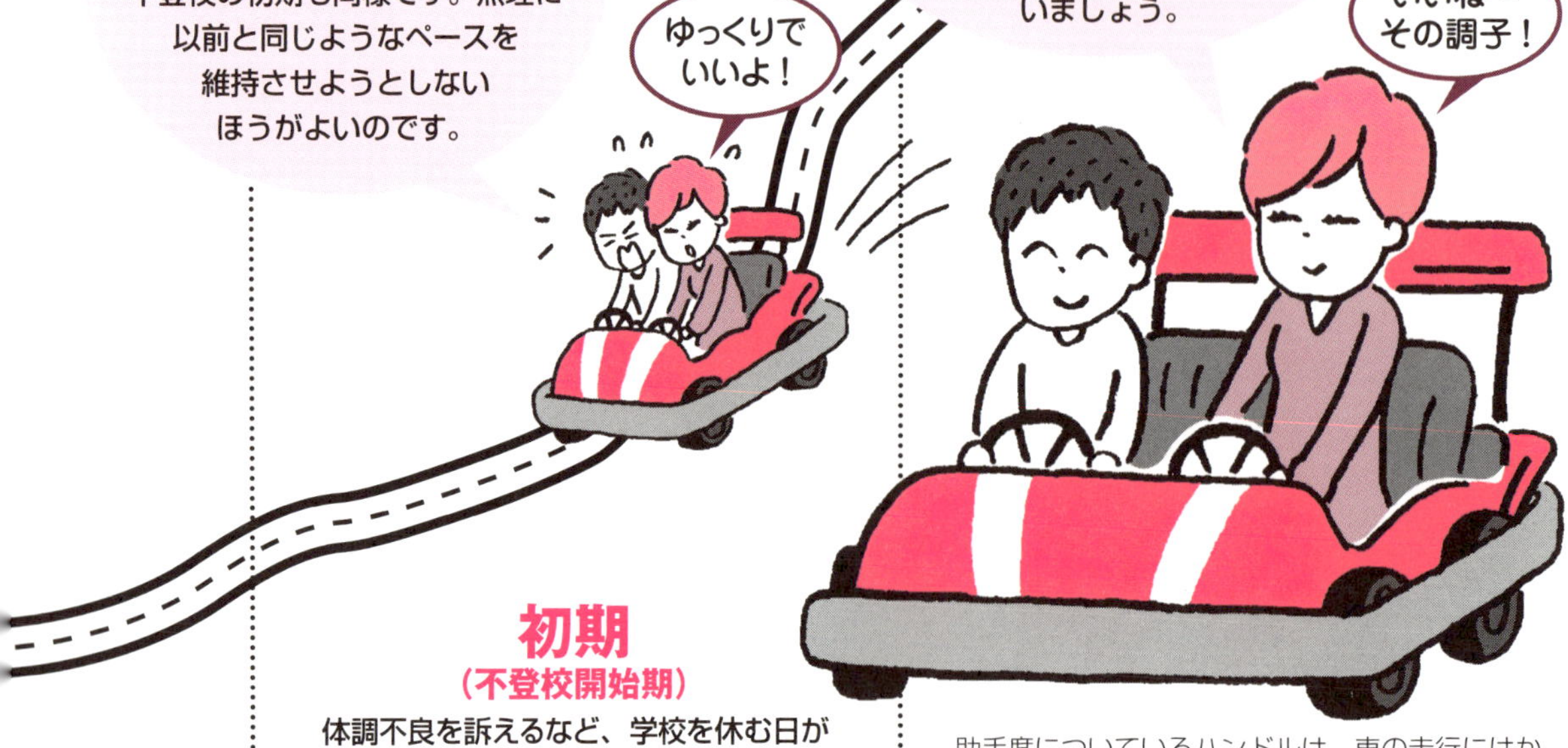


## 初期
**（不登校開始期）**

体調不良を訴えるなど、学校を休む日が増え始める。遅刻や早退、保健室などで過ごすことが増えたりすることもある

助手席についているハンドルは、車の走行にはかかわらない形だけのもの。大人がハンドルの切り方を示しても、実際に同じようにハンドル操作をするかどうかは、運転席にいる子どもしだい

## ▼不登校の一般的な経過と働きかけ方のポイント

ひとくちに不登校といっても、
時期によって子どもの状態は違います。
状態の変化に合わせて、
身近な大人の働きかけ方も
切り替えていくことが必要です。

### 燃料切れならいったんストップ！

不登校まっただなかの子どもは、「燃料切れ」の状態ととらえましょう。「好きなことばかりしていて、まったく勉強しない」などとイライラするかもしれませんが、走りながら給油はできません。エネルギーが満たされるのを待ちましょう。

### 再発進時は注意深く

エネルギーが十分にたまったら、エンジンをかけ直して走行を再開できるようになります。このとき、アクセルを踏み込みすぎて急発進になるのは危険です。不登校の回復期も同様に、焦らないことが大切です。

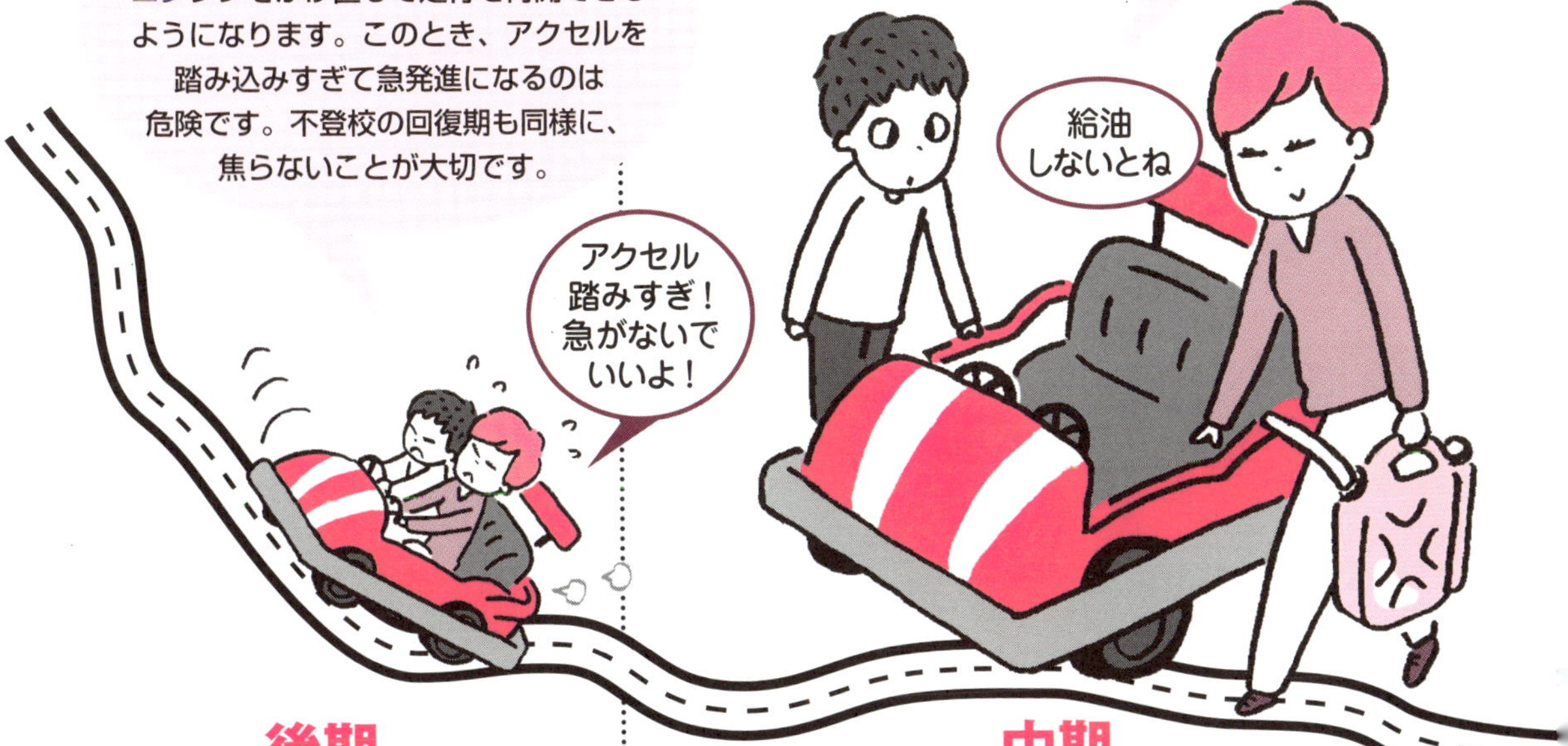
アクセル踏みすぎ！急がないでいいよ！
給油しないとね

**後期**
**（回復期）**

家族との会話が増え、
学校や進路のことを気にするような
発言がみられることも。外出も増える

**中期**
**（ひきこもり期）**

学校には行かなくなり、ほとんど家庭で過ごすようになる。
昼夜逆転の生活になったり、学校の話をいやがって
家族とのかかわりを避けようとしたりすることも

## ▼子どもの笑顔がバロメーター

車には、エネルギーの残量を示す燃料計がついています。
子どもの場合、バロメーターになるのは「笑顔」です。
枯渇していたエネルギーがたまってくれば、
にっこり笑顔が出るようになってきます。

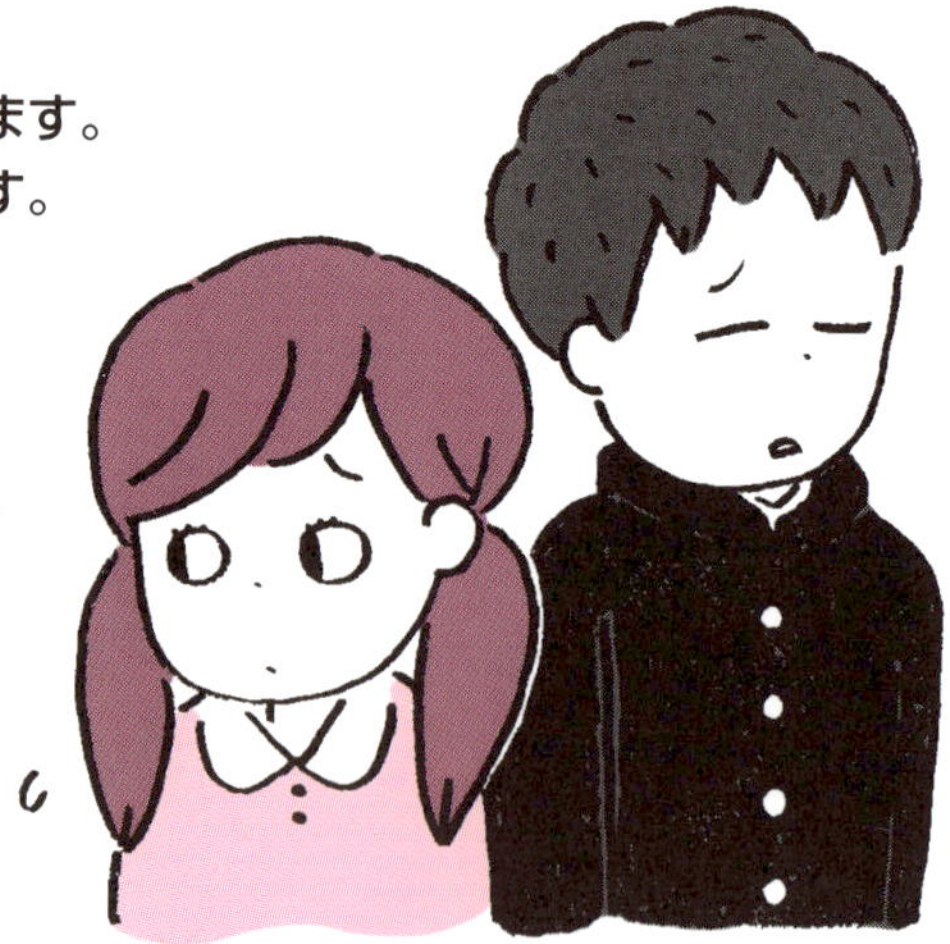

### 暗い表情は燃料切れの表れかも

消耗しきっているときには表情がかたく、笑顔になれません。エネルギーが足りなければ、学校に行く気力も、勉強しようという意欲もわきません。

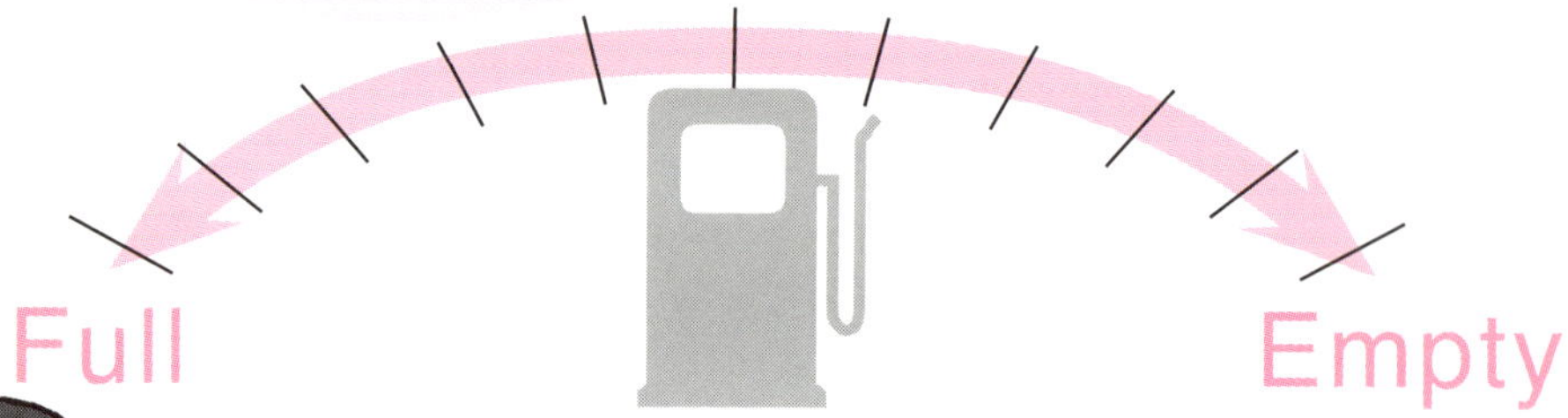


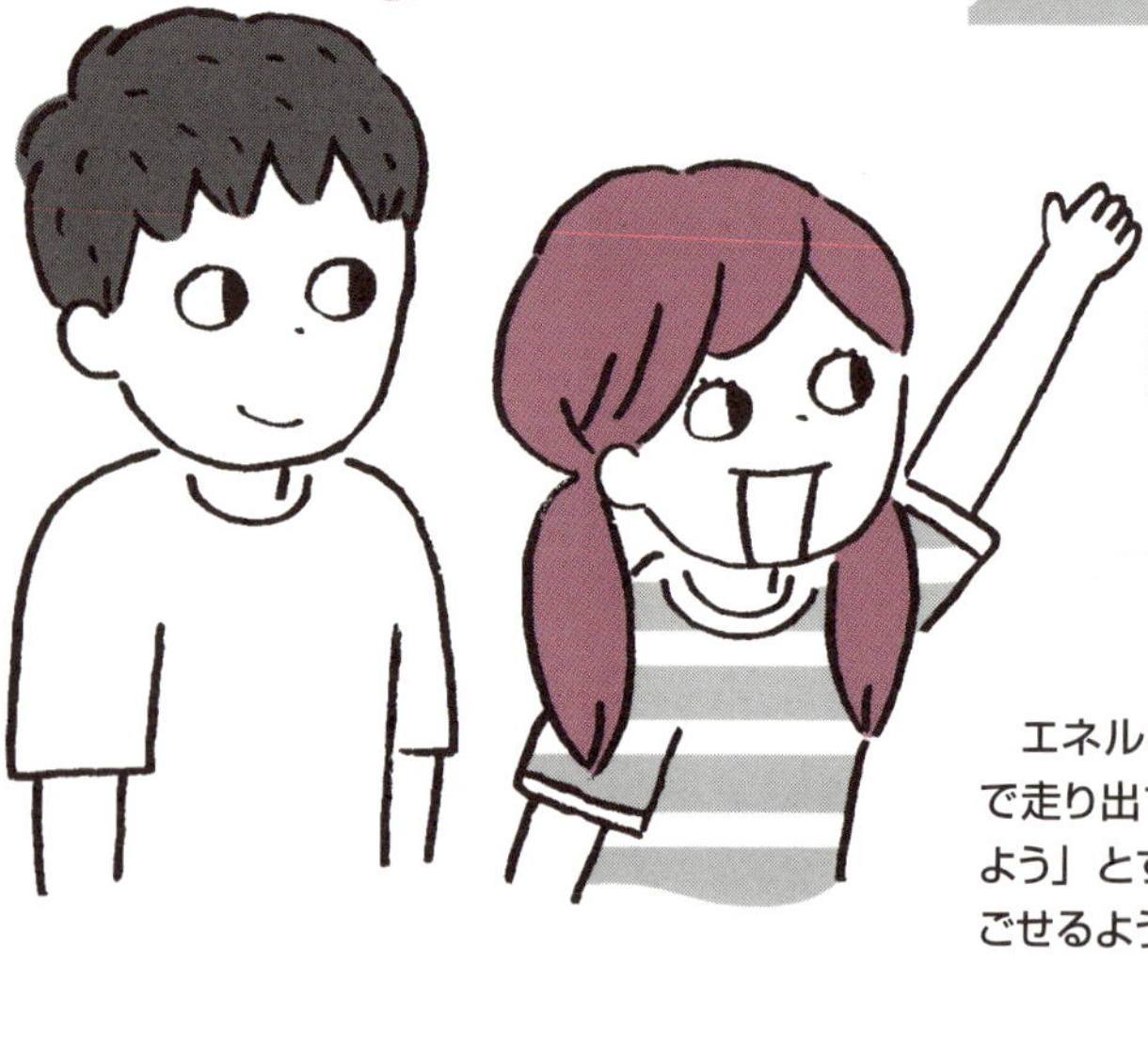

### にっこり、笑顔が増えてきたら回復も近い

周囲の大人の働きかけが功を奏しているかどうかは、子どもの表情に表れます。笑顔が出てきたらひと安心。子どもが自分の力で「運転再開」を試みる日も近づいています。

エネルギーが十分にたまれば、子どもは自分で走り出すことができます。むやみに「走らせよう」とするよりも、子どもが屈託なく笑って過ごせるようなかかわり方を続けていきましょう。

# 第1章

# まさか、うちの子が!?

古くは学校ぎらい、登校拒否などと呼ばれてきた不登校。
たびたび学校を休むようになったり、休み続けたりしている
子どもを前に、焦りや不安を覚えることも多いでしょう。
やみくもに登校させようとしても、思いどおりにはいかないもの。
まずは子どもの状態を理解することが大切です。

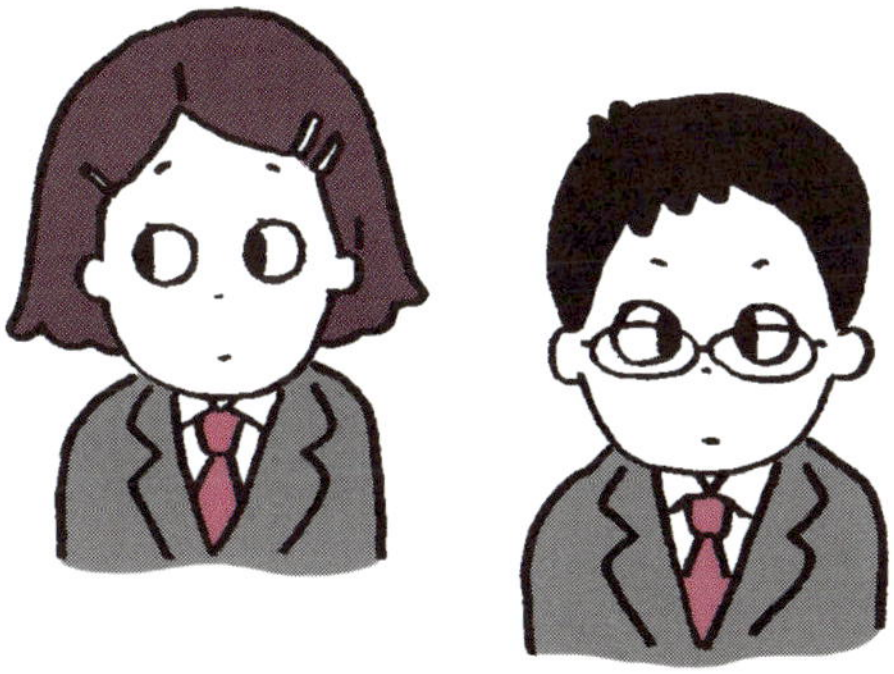

**増えている不登校**

# 子どもの数は減っても「不登校」の子は増加中

不登校の子どもは年々増加を続けています。「うちの子だけ」の特別な話ではありません。もっとも多いのは中学生ですが、近年、小学生の不登校も増加傾向にあります。

## 不登校は「特別なこと」ではない

小中学校を長期にわたって欠席している不登校の子どもの割合は、四半世紀ほどの間におよそ3倍に。とくに中学生では、各クラスに1名は不登校の生徒がいるのが当然といった状況が続いています。

### 国のデータにおける「不登校」の定義

文部科学省では、「なんらかの心理的、情緒的、身体的あるいは社会的要因・背景により、登校しないあるいはしたくともできない状況にあるために年間30日以上欠席した者のうち、病気や経済的な理由による者を除いたもの」を「不登校」としています。

（グラフはいずれも文部科学省「平成29年度 児童生徒の問題行動・不登校等生徒指導上の諸課題に関する調査結果」による）

▼不登校の児童・生徒の割合の推移
（1000人あたりの不登校児童・生徒数）

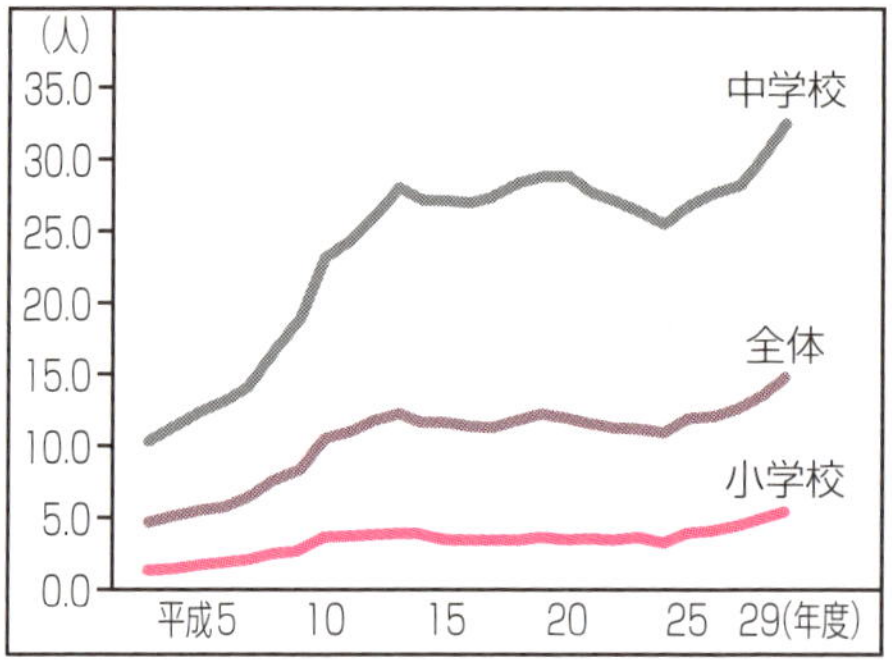


▼学年別不登校の児童・生徒数

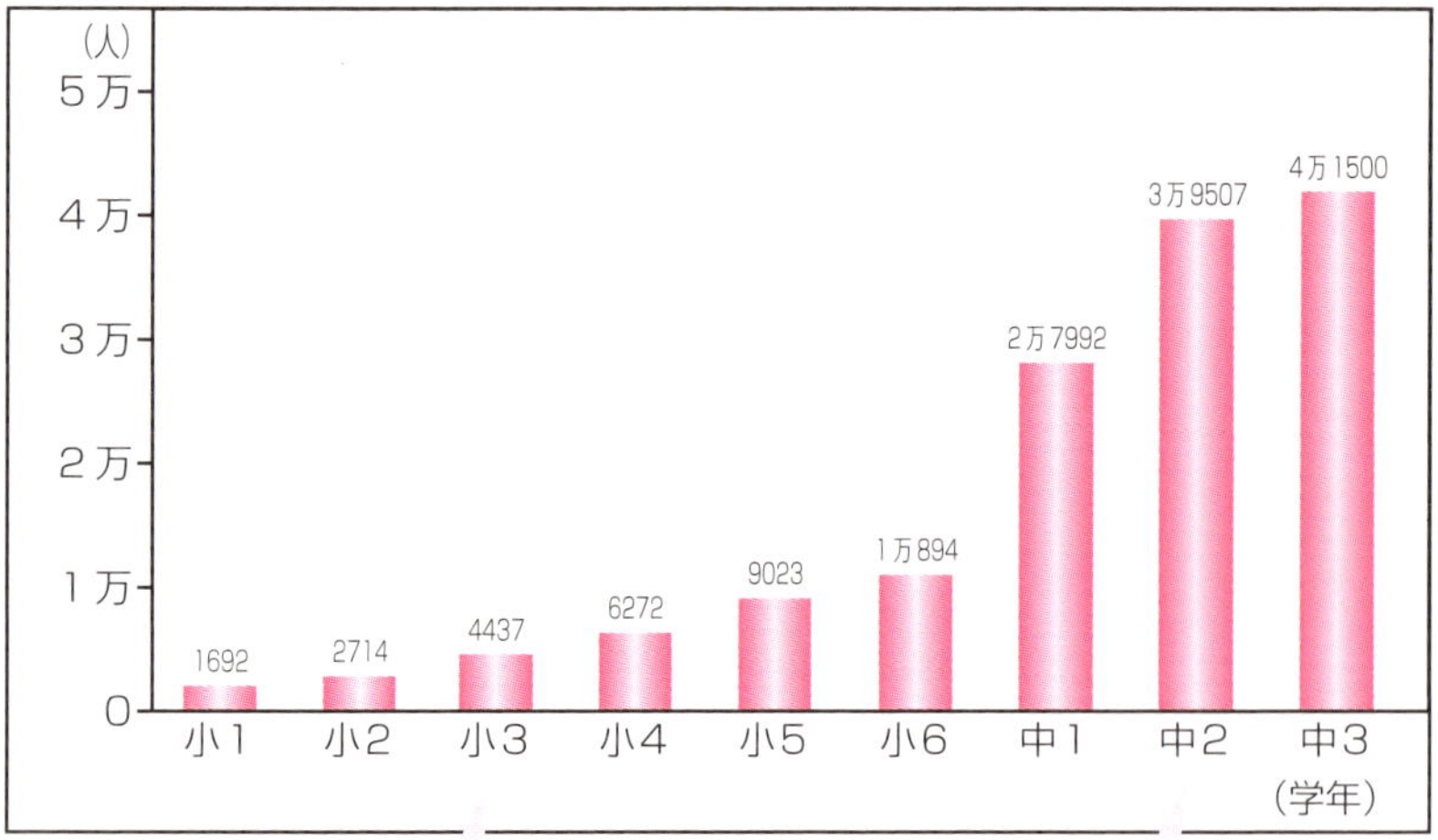


**小学生は185人に1人の割合**

**中学生は31人に1人の割合**

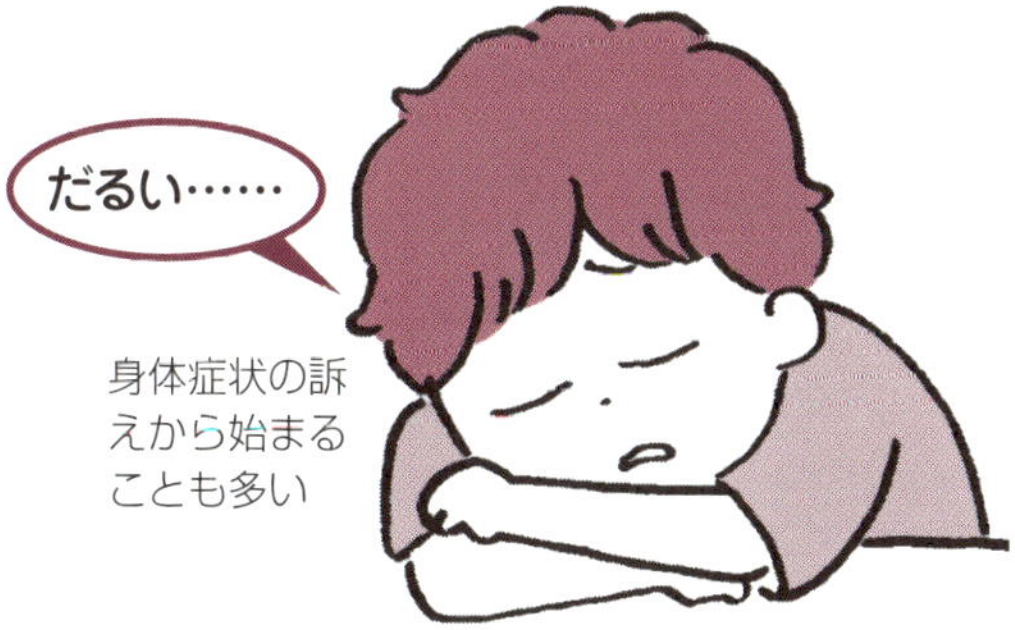
だるい……
身体症状の訴えから始まることも多い

## 「不登校ぎみ」の子はさらに多い

右に示したデータに含まれる「不登校の児童・生徒」は、文部科学省の定義に当てはまる小中学生のみ。中学生だけで 10 万人、小学生を含めると 14 万人を超えています（平成 29 年現在）。

国のデータには含まれない「不登校傾向がみられる子ども」はさらに多く、中学生では約 33 万人とする推計もあります（日本財団「不登校傾向にある子どもの実態調査」2018 年による）。

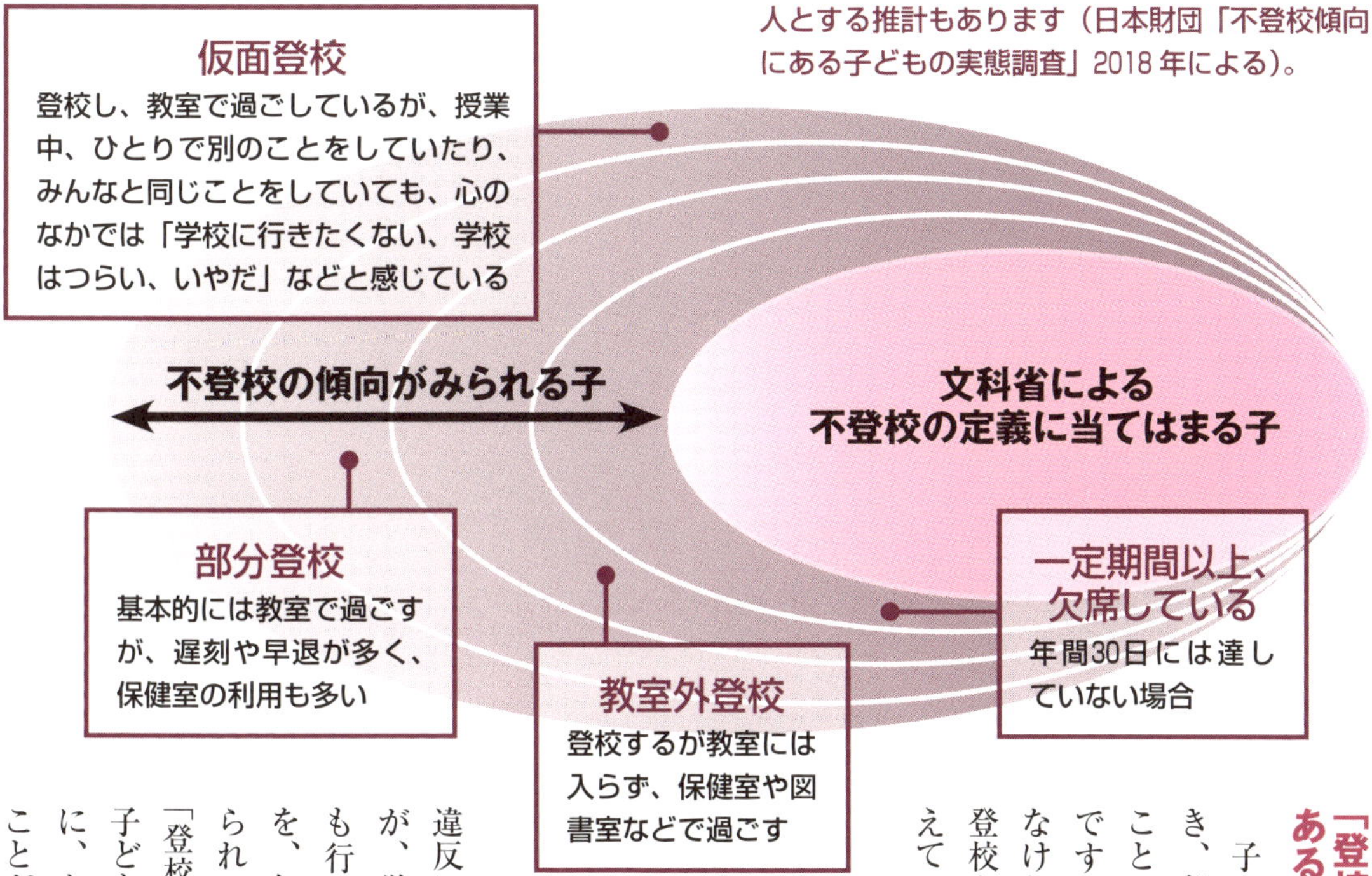
仮面登校
登校し、教室で過ごしているが、授業中、ひとりで別のことをしていたり、みんなと同じことをしていても、心のなかでは「学校に行きたくない、学校はつらい、いやだ」などと感じている
不登校の傾向がみられる子
文科省による
不登校の定義に当てはまる子
部分登校
基本的には教室で過ごすが、遅刻や早退が多く、保健室の利用も多い
教室外登校
登校するが教室には入らず、保健室や図書室などで過ごす
一定期間以上、欠席している
年間30日には達していない場合

## 「登校する／させる義務」があるわけではない

子どもが学校を休み始めたとき、親が不安を覚えるのは当然のことです。小中学校は「義務教育」ですから、「子どもは学校に通わなければならない／親は子どもを登校させなければならない」と考えている人もいるかもしれません。

しかし、ここでいう「義務」は、子どもが教育を受ける権利を大人が守らなければならないということです。子どもが学校に行きたがっているのに親がそれを阻んでいるなどという場合には、法律違反に問われる可能性がありますが、学校に行かない、行きたくても行けないと言っている子どもを、無理に登校させる義務が課せられているわけではありません。「登校させなければ」と焦るより、子どもが元気に暮らしていくために、なにができるかを考えていくことが大切です。

## 原因はなに？①

# 「きっかけ」が「休み続ける理由」とは限らない

不登校が始まったきっかけがなにか考えることは大切ですが、それが改善されれば登校するようになるとは限りません。そもそも、不登校の原因ははっきりしないこともあります。

### 休み始めるきっかけと継続の理由

不登校の経験がある人に、学校を休み始めたきっかけや、休み続けていた理由を尋ねた調査によれば、それぞれ次のようなことが挙げられています。

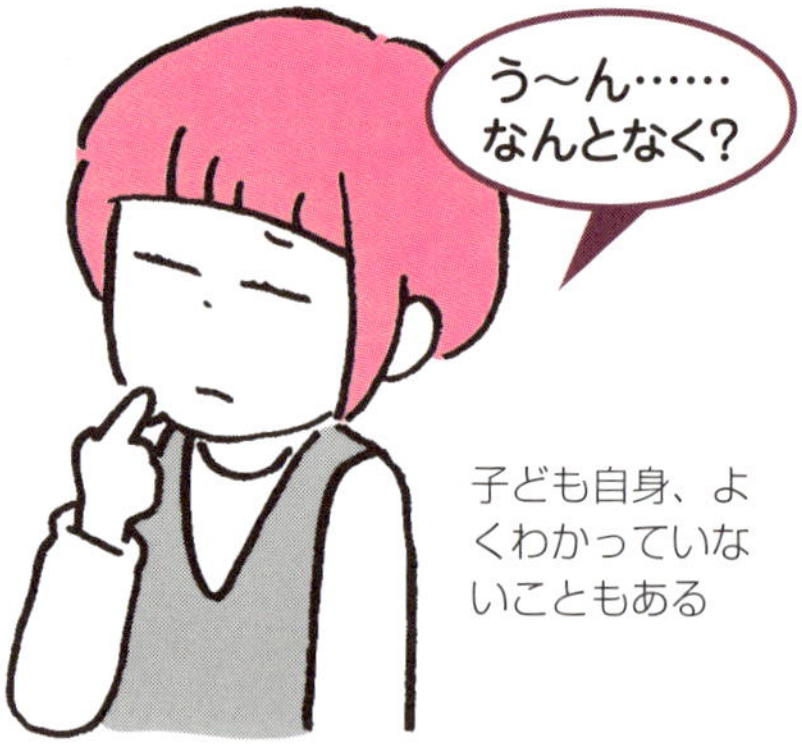


子ども自身、よくわかっていないこともある

#### ▼学校を休み始めたきっかけ

- □友人との関係（いやがらせやいじめ、けんかなど）
- □生活リズムの乱れ（朝、起きられないなど）
- □勉強がわからない（授業がおもしろくない、成績がよくない、テストがいやなど）
- □先生との関係（先生が怒る、注意がうるさい、体罰を受けたなど）
- □部活動内の問題（先輩からのいじめ、部員とうまくいかないなど）
- □学校や学級になじめない（転校、進級後の不適応など）
- □家庭の問題（親と自分との関係、両親の不和、祖父母と両親の不和など）

（文部科学省「不登校に関する実態調査」平成26年をもとに作成）

#### ▼不登校が続いた理由

- □無気力でなんとなく行かなかった
- □体の調子が悪いと感じたり、ぼんやりとした不安があったりした
- □いやがらせやいじめをする人がいたり、友人との関係がうまくいっていなかったりした
- □朝起きられないなど、生活リズムが乱れていた
- □勉強についていけなかった
- □学校に行かないことをあまり悪いことと思えなかった
- □なぜ学校に行かなければならないか理解できず、自分の好きな方向を選んだ

### 「きっかけ」を改善させても不登校は続くことがある

「学校を休みたい」と言い始めた頃には、「行けない、行きたくない理由」がなにかしらあります。ただ、子どもが訴える理由が本当に不登校の原因なのか、はっきりしないこともあります。休み始めるきっかけになったことを改善さ

## 心の回復力が妨げられている?

不登校の始まりは、なんらかのストレスを感じている状態ととらえられます。通常、ストレスの原因がなくなれば、心の状態は回復します。けれど、心の回復力（レジリエンス）が十分に働かなければ、元に戻るまでには時間がかかります。不登校の状態も続きやすいのです。

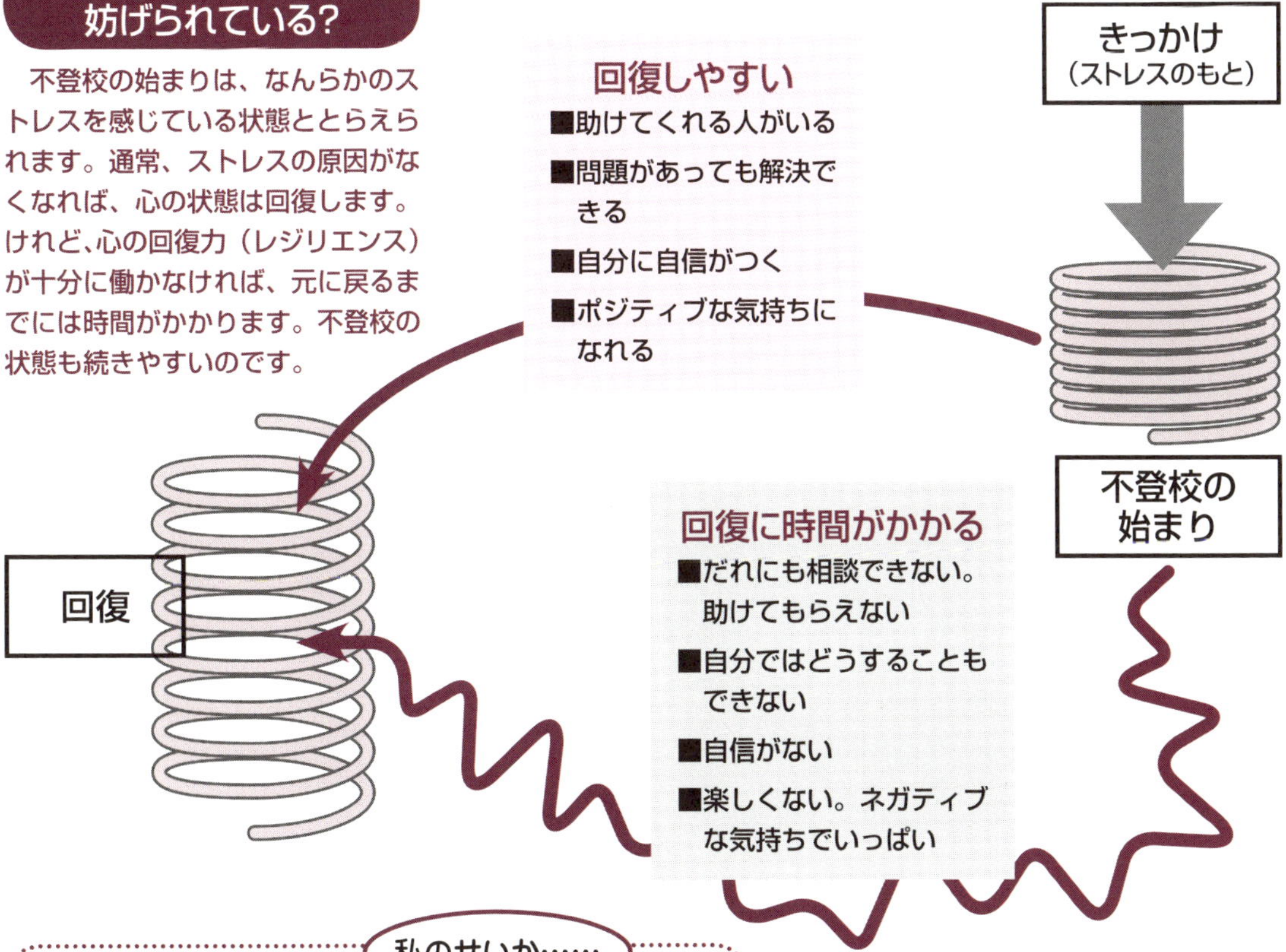
きっかけ
（ストレスのもと）
不登校の始まり
回復しやすい
■助けてくれる人がいる
■問題があっても解決できる
■自分に自信がつく
■ポジティブな気持ちになれる
回復に時間がかかる
■だれにも相談できない。助けてもらえない
■自分ではどうすることもできない
■自信がない
■楽しくない。ネガティブな気持ちでいっぱい
回復

せても、登校しない状態が続くことも多いのです。

もちろん、登校を妨げている要因に対応していくことは大切ですが、「原因探し」にこだわりすぎるのは控えたいところです。なんとなく行けないままでいるのなら、子どもが走り始めるエネルギーを満たし、心の回復力を促すことを考えていきましょう。

### 家庭の事情が関係していることも

父親あるいは母親の単身赴任、家族の別居、身内の不幸、親の転職や失業などによる経済的な問題など、生活環境が急激に変化したことをきっかけに、学校を休むようになることもあります。

家族間の不和、虐待など、心に傷を残すようなことが影響していることもあります。

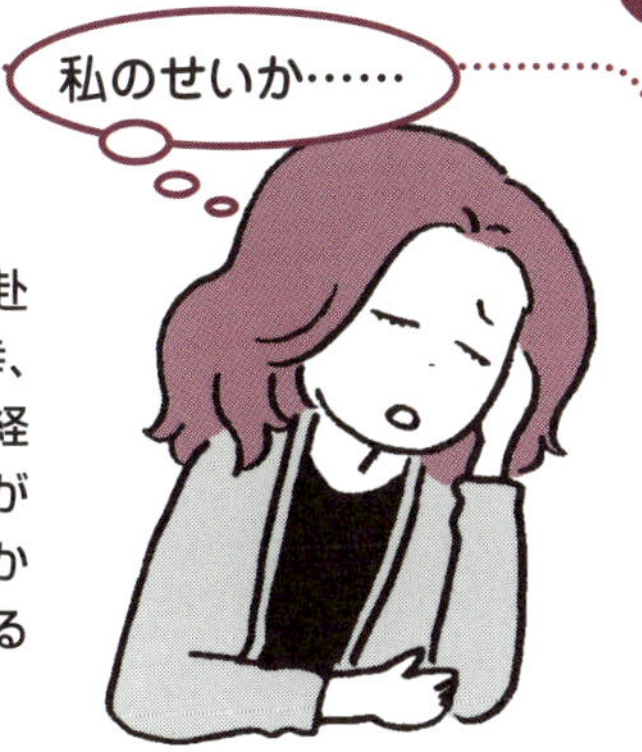
私のせいか……

それぞれ事情はあるもの。親が自分を責めても事態は改善しにくい（→ P86）

原因はなに？②

# 子どもの特性への理解が必要なことも

不登校のきっかけになりやすい対人関係上の問題や、学業面でのつまずきは、子どもの特性が関係している場合があります。心身の変調が、不登校という形で表れることもあります。

## 根本にあるかもしれないこと

不登校の子どもには、発達障害があると考えられる子どもも少なからずいます。

また、「体調が悪い」「気力がわかない」などといったことで学校を休み続けている場合、心の病気や、なんらかの身体的な疾患が隠れていることもあります。

### 発達障害

低年齢のうちに発達障害の診断を受けている場合もありますが、不登校になったことで、発達障害の存在が明らかになることもあります。

#### 自閉スペクトラム症

知的発達に遅れのない高機能自閉症（アスペルガー症候群）もこれに含まれます。

社会性、コミュニケーション力に弱さがあるため、対人関係上のトラブルを起こしやすいことがあります。また、独特のこだわりが、不登校を長引かせるもとになることもあります。

#### 学習障害

全般的な知的発達に遅れはみられませんが、聞く、話す、読む、書く、計算する、推論するなど、特定の能力の一部が極端に働きません。学習面でのつまずきが生じやすくなります。

#### 軽度の知的発達障害

知的能力全般に遅れがある場合、重度であれば就学前に判明していることが大半ですが、軽度の場合、特別な配慮がなされないまま見過ごされていることがあります。

学年が上がるにつれ、授業についていけなくなりがちです。

#### ADHD（注意欠如・多動性障害）

注意力の欠如、あるいは衝動性・多動性を特徴とします。その場の状況に合わせた自己コントロール能力に弱さがあり、集団生活になじみにくいことがあります。

## 特性に配慮したかかわりが必要

得意・不得意はだれにでもあることです。ただ、その差がいちじるしく、そのためになにか困ったことが生じやすくなっている場合には、「発達障害」ととらえ、特性に配慮したかかわりが必要になります。発達障害がある場合、不登校になりやすい面がある一方で、特性に十分配慮して対応していけば、再び登校しやすくなる可能性があるという報告※もあります。

心身の病気がある場合には、医療的なかかわりが必要です。

※鈴木菜生ら「不登校と発達障害」（脳と発達 2017）による

### 心の病気

子どもでも、うつ病や不安障害などの精神疾患を発症することはあります。「学校に行かずに閉じこもっているのだから、調子が悪いのは当たり前」などと決めつけず、気がかりな様子があれば児童精神科を受診してみるとよいでしょう（→ P42）。

### 体の病気

朝、起きられない症状は、起立性調節障害（→ P48）など、なんらかの身体的な病気によるものかもしれません。身体症状が強い場合には、小児科を受診しましょう。

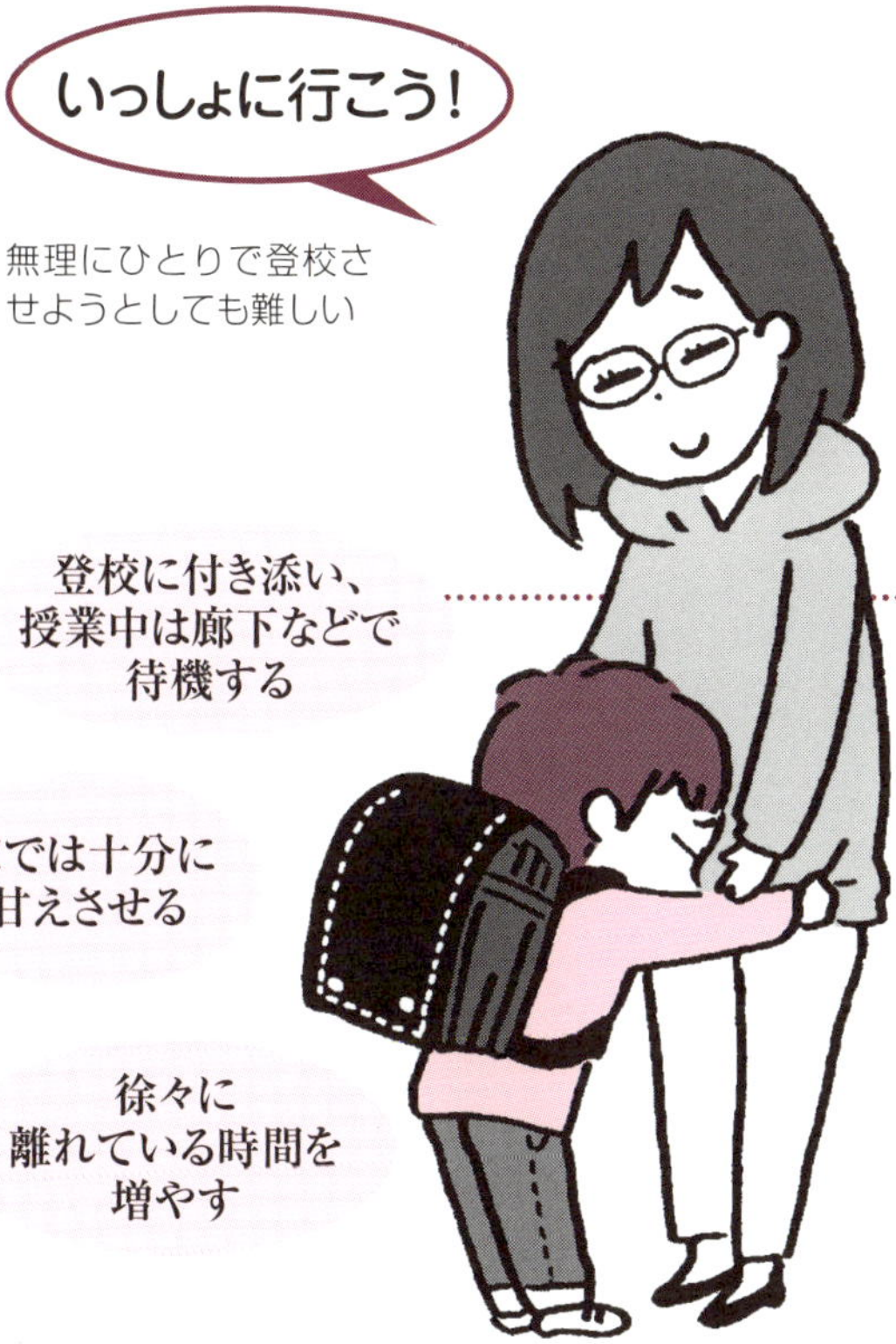


無理にひとりで登校させようとしても難しい

登校に付き添い、授業中は廊下などで待機する

家では十分に甘えさせる

徐々に離れている時間を増やす

### 低年齢の不登校にみられる「分離不安障害」

小学校低学年でみられる不登校のなかには、子どもが保護者（多くは母親）と離れることに強い不安を感じ、学校に行けなくなっている場合があります。「分離不安障害」といわれる状態です。

分離不安が強い場合、無理にひとりで登校させようとせず、可能なかぎり親が登校に付き添うとよいでしょう。子どもの気持ちの安定をはかりながら、徐々に保護者から離れて行動できるように促していきます。

**学校との連携の基本**

# 対立するより協力し合える関係づくりを

子どもの回復を促すには、周囲の助けや支えが必要です。学校と家庭とが協力し、その子に合った働きかけ方を考え、実践していきましょう。

### 気がかりな様子がみられるとき

学校にはきちんと通っている場合でも、子どもがいやな思いをしていたり、不安を覚えたりしているようなら、担任に相談したり、スクールカウンセラーなどとの面談を申し込んだりしてみましょう。

### 不登校ぎみのとき

遅刻や早退、休む日が増えるなどといったことがあれば、いよいよ本格的な対応が必要になります（→第２章）。

### 欠席が続いているとき

ほとんど学校には行かず、家庭で過ごしている間も、教員が家庭訪問を続けるなどして、関係が途絶えないようにします（→第３章）。

### 登校を再開するとき

復帰しやすくするために、どのような形で再登校を進めていくかの相談が必要です（→第４章）。

### どの段階でも学校との連携は大切

子どもが欠席を続けている間も、学校と家庭とが連携し、協力し合うことが大切です。

## 互いの状況を理解し協力し合っていく

子どもが在籍する学校の教職員は、子どもへの対応に悩む保護者の重要な相談先です。窓口となるのは、通常は担任の先生ですが、どうも相性が合わないなどということがあるかもしれません。そのような場合には、スクールカウンセラーなどに相談してみるのも一法です。

不登校の子どもをめぐって、保護者は「学校での教育や指導に配慮が足りない」と感じ、学校側は「家庭環境に問題がある」ととらえている場合、対立関係に陥りがちです。互いに責め合い、対立関係になるのは、子どもにとって好ましい状態ではありません。率直

## まずは子どもの在籍校に相談を

不登校は、言うまでもなく学校が大きくかかわる問題です。まずは、子どもが在籍している学校と相談します。

### 「クレーム」と受け止められないための工夫

- いきなり校長や副校長を呼び出さず、まずは担任に連絡する
- 相談のための時間をとってもらう。可能なら面談に行く
- 相談内容はまとめておき、予約した時間内に終わらせる。終わらなければ、新たに時間をとってもらう
- 要望がある場合も、まずは相談という形で伝える

初めの電話は「相談の予約」のつもりでかけてみよう

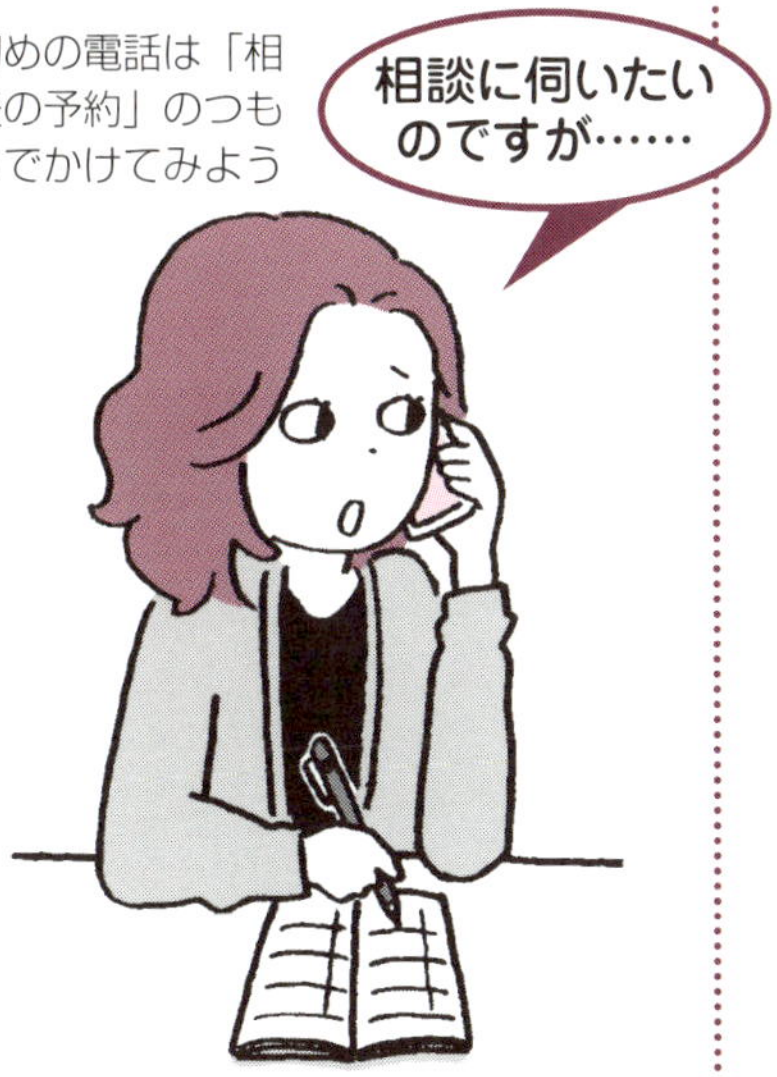
相談に伺いたいのですが……

### 在籍校

不登校、不登校の傾向がみられる子どもをどう支えていくか、学校では「支援会議」を開き、一人ひとりの子どもに対する支援のしかたを考えています。

学校内での対応が難しい場合には、学校外の関連機関との連携をはかります。

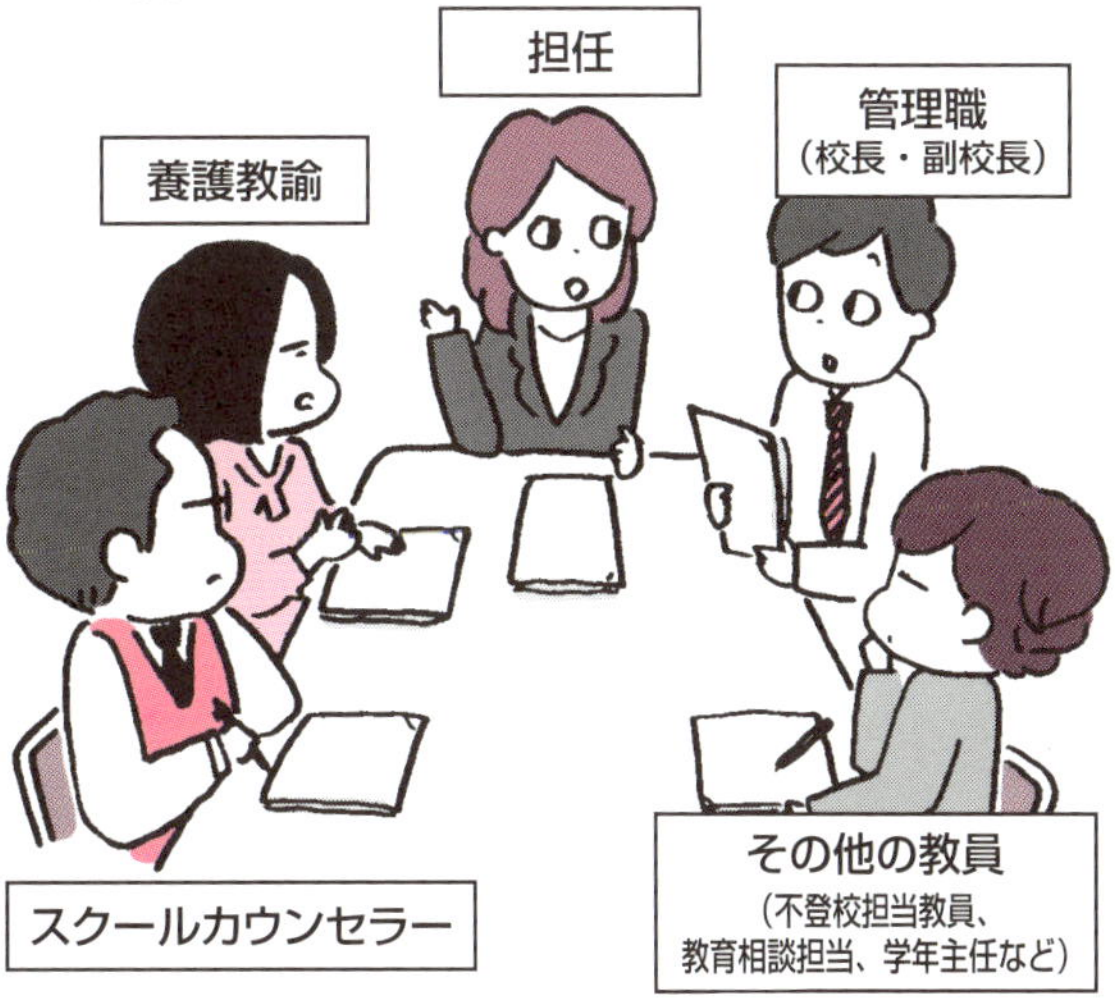
担任
管理職
（校長・副校長）
養護教諭
スクールカウンセラー
その他の教員
（不登校担当教員、
教育相談担当、学年主任など）

### 関連機関

各自治体の教育委員会が設置する教育センター、教育相談所、教育支援センター（適応指導教室）や、児童相談所、保健所、精神保健福祉センター、民間の施設、医療機関など。必要に応じて学校と連携して支援にあたります。保護者が直接、相談することも可能です（→ P97）。

に要望を伝え、話し合うのはよいことですが、それぞれにできること、できないことがあります。それを理解したうえで、協力し合っていきましょう。

将来どうなる?

# 不登校の経験があっても進学率・就職率は高い

欠席が長くなるにつれ、子どもの将来が心配でたまらなくなるかもしれません。けれど、多くの場合、高校や、その先の大学に進学したり、就職したりしています。

## 見通しを立てておこう

ある程度、先の見通しが立つと、焦ることなく子どもに寄り添う気持ちが生まれやすくなるでしょう。

### 小中学生なら留年・退学はない

不登校で1年間ずっと学校を休んでいても、公立の小学校や中学校で留年することはありません。小学校から公立の中学校への進学も可能です。私立学校の場合には、留年や退学をすすめられることもありますが、義務教育課程であれば、公立校にすぐ転校できます。

### 通知表は「評定不能」になるかも

長期欠席が続き、定期考査も受けない、教育支援センター（適応指導教室→P23）などにも通っていないという場合、学期末、学年末の評定は5段階評価で「1」、あるいは「評定不能」となることは避けられません。

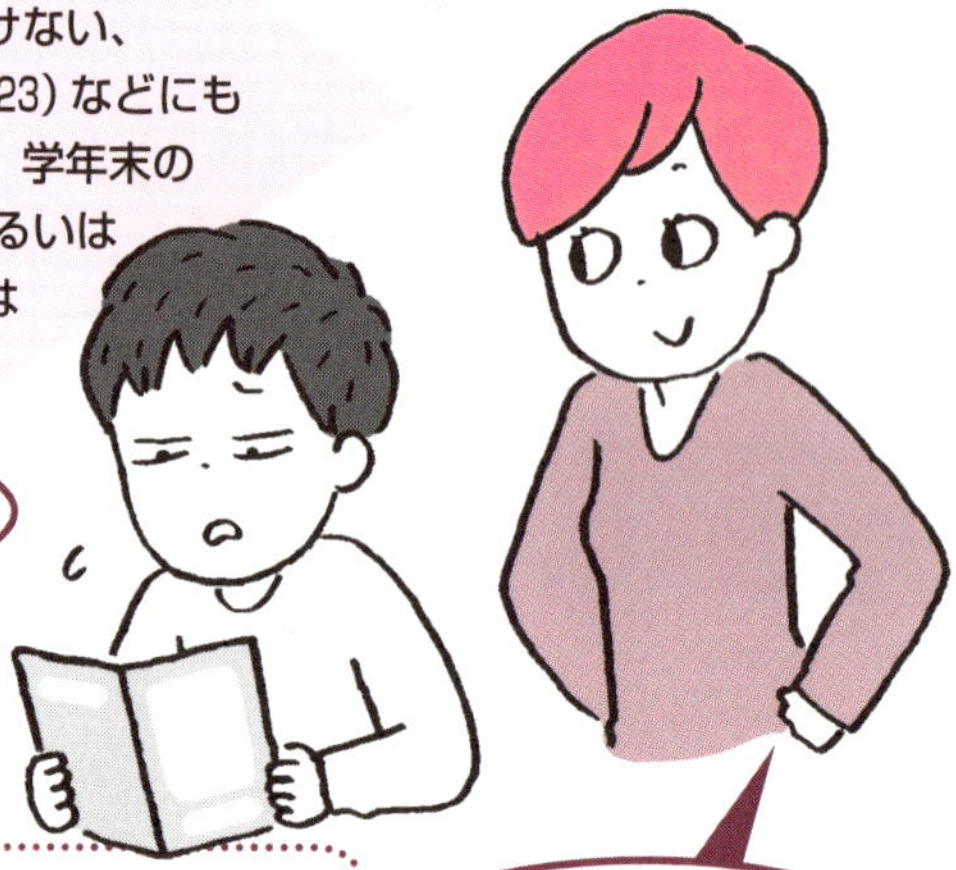


内申点を重視しない学校へ進むつもりなら、小中学校の評定はあまり気にしなくてよい

### 定期考査だけでも受けるべき?

中学生の場合、定期考査の点数は評定に大きくかかわりますが、子どもが「受けたくない」というのなら、無理強いは控えたほうがよいでしょう。

本人が「テストだけは受けたい」というのであれば、応援してください。点数があまり取れなかった場合には、「受けに行けたこと」「理解度が確認できたこと」を認め、ほめるようにします。また、テストで高得点をとっても、欠席が多い場合、思うような評定は得られないことがあります。

## 高校への進学率は大幅に上昇している

文部科学省の調査によれば、不登校経験者の進学率は、10年ほどの間に大幅に上昇しています。
不登校経験者の5人に1人は、高校からさらに大学などへも進学しています。

**高等教育機関**
（大学・短大・高専）
**不登校経験者**
**22.8%**
（前回調査では 8.5%）

**高校進学率**
**不登校経験者**
**85.1%**
（前回調査では 65.3%）

（数値は、平成 18 年度に不登校だった中学３年生の追跡調査の結果。前回調査は、平成５年度に不登校だった生徒を対象にした調査。文部科学省「不登校に関する実態調査」平成 26 年による）

## 成人後のひきこもりなどに直結するわけではない

20歳の時点で就学も就業もしていない人は、18.1%（前回調査では22.8%）と報告されています。
その後に、就学あるいは就業する人もいるでしょう。ずっと家に閉じこもったまま、という人は少ないと考えられます。

## 勉強の遅れはどうカバーする？

親は「学校に行かない分、家でしっかり勉強させなければ」と焦りがちです。また、子ども自身、勉強の遅れを気にしていることは多いものです。

しかし、不登校の子どもの多くは、勉強に取り組むだけのエネルギーがありません。勉強、勉強と追いつめると、さらにエネルギーは減ってしまいます。

勉強のことはいちばん最後、というくらいに考えておきましょう。

▼エネルギーがたまれば……

**もともと勉強が得意**
自分から勉強し始め、遅れを取り戻せる（→ P40）

**学力はまあまあ**
ある程度の遅れはカバーでき、自分の学力に見合った高校などに進学していく（→ P78）

**勉強は苦手**
学習意欲がわきにくいため、適切な支援が必要。学習面だけではない「よいところ」に目を向けていくことも大切（→ P36）

## なんとかなる。心配しすぎないで

初めて通る長いトンネルを走っているとき、出口が見えない間は、いつまで続くのか不安になったりもします。

しかし、トンネルには必ず出口があります。不登校も同じです。いずれは終わります。「元の学級・学校に戻り、再び通うようになる」という終わり方ではないかもしれませんが、高校、大学へと進んでいく子もたくさんいます。成人後のひきこもりに、そのまま移行していくわけではありません。

子どもは本来、成長する力があります。進学率などを参考に「なんとかなる」と考え、子どもを追いつめないようにしましょう。

**子どもへの対応の基本**

# 現状を認める。「これから」に目を向ける

「いずれはなんとかなる」と考えておくことは大切ですが、「放っておけばよい」というわけでもありません。子どもが動き出せるよう、上手に働きかけていきましょう。

## 「不安な言葉」は子どもを追いつめるだけ

子どもの不安・心配を先取りして、子ども本人にぶつけるのは、やめておきましょう。わかっていてもできないこと、不安でたまらないことを、あえて口に出して指摘されれば、子どもはますます追いつめられてしまいます。

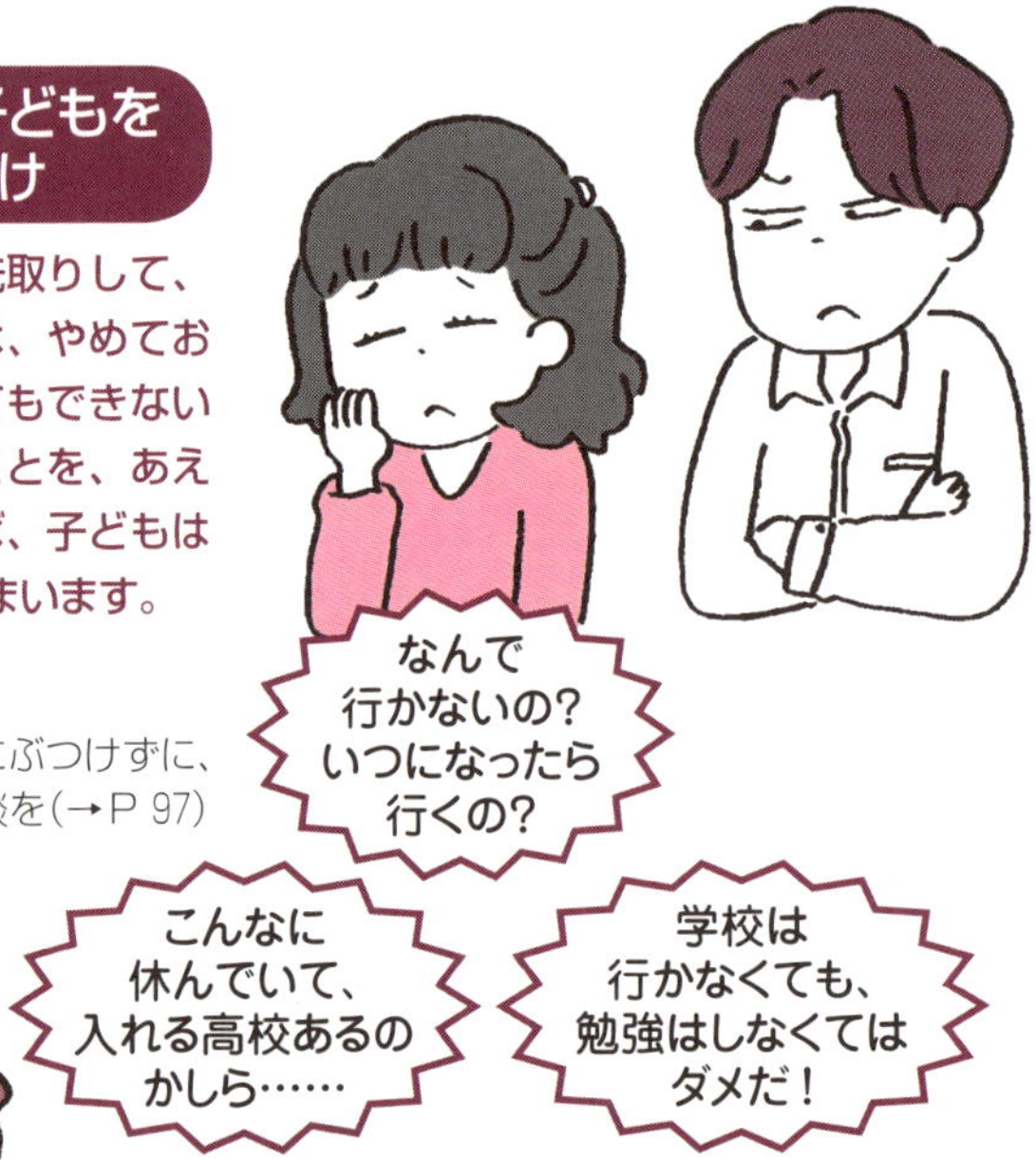
なんで行かないの？いつになったら行くの？
こんなに休んでいて、入れる高校あるのかしら……
学校は行かなくても、勉強はしなくてはダメだ！

不安は子どもにぶつけずに、専門機関で相談を（→P 97）

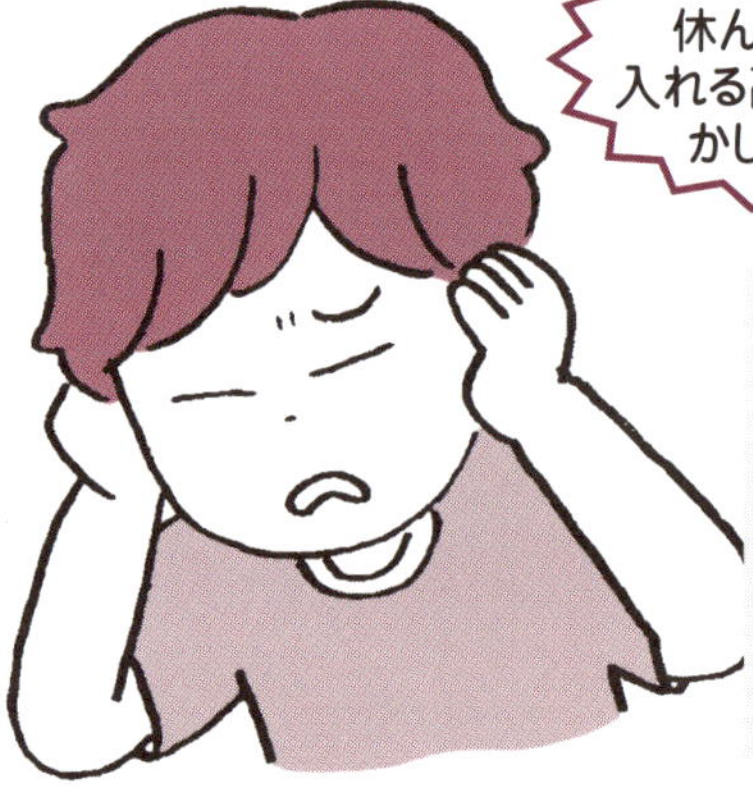

## 悪循環が起こりやすい

子どもの将来を案じてというより、親自身が不安に耐えきれず、自分の不安解消のために発する言葉が、子どもの状態を悪化させ、親の不安がかえって増してしまうこともあります。

### 不登校に「たられば」はない

「不登校でなかったら、もっと勉強ができて『いい学校』に進めるのに」——親は、そんなことを思いがちです。たしかに不登校が続けば、成績や偏差値は下がるでしょう。友だちづきあいが減ったり、体力も低下したりと、あれこれ不安になるのも無理はありません。

しかし、燃料が尽きかかっている子どもには、学校に行かない時間が必要だったのです。自動車にたとえるなら、停止しなければ給油はできないのですから。不登校に「たられば」はありません。「不登校でなければ」と考えるのは、子どもの実態を正しく見ていないことの表れともいえます。

## 認めることが第一歩

「子どもは学校に行くもの」などといった認識から外れた現状を、簡単には認められない、むしろ認めてはいけないという思いがあるかもしれません。しかし、現状を認めないかぎり、前に進んでいくことはできません。

### 現状を否定しない

学校に行きたくないという気持ち、学校に行かないままでいること――こうした現状を「そんなことではダメ」と否定しても、事態は変わりません。むしろ子どもは「ダメな自分」という思いを強くし、気力の回復が難しくなっていくおそれがあります。

### 今後の選択肢をいっしょに考える

学校に行くか行かないかの二者択一ではありません。登校のしかたも、登校しない場合の過ごし方もいろいろです。卒業後の進路もさまざまな可能性があります。

多様な選択肢があることに、子どもは気づきにくいものです。大人が率先して示しましょう。

### 決めるのは子ども自身に任せる

どのような場面でも、「こうしてみる」という決断は、子ども自身に任せます。自分で決めたことは、たとえ思うような結果は得られなくても、納得しやすいものです。

### 待つことも大切

子どもが「こうしてみたい」と決められるようになるには、時間がかかることもあります。エネルギーがたまり、動き出せる状況になるまで、決断を急がせないことも大切です。

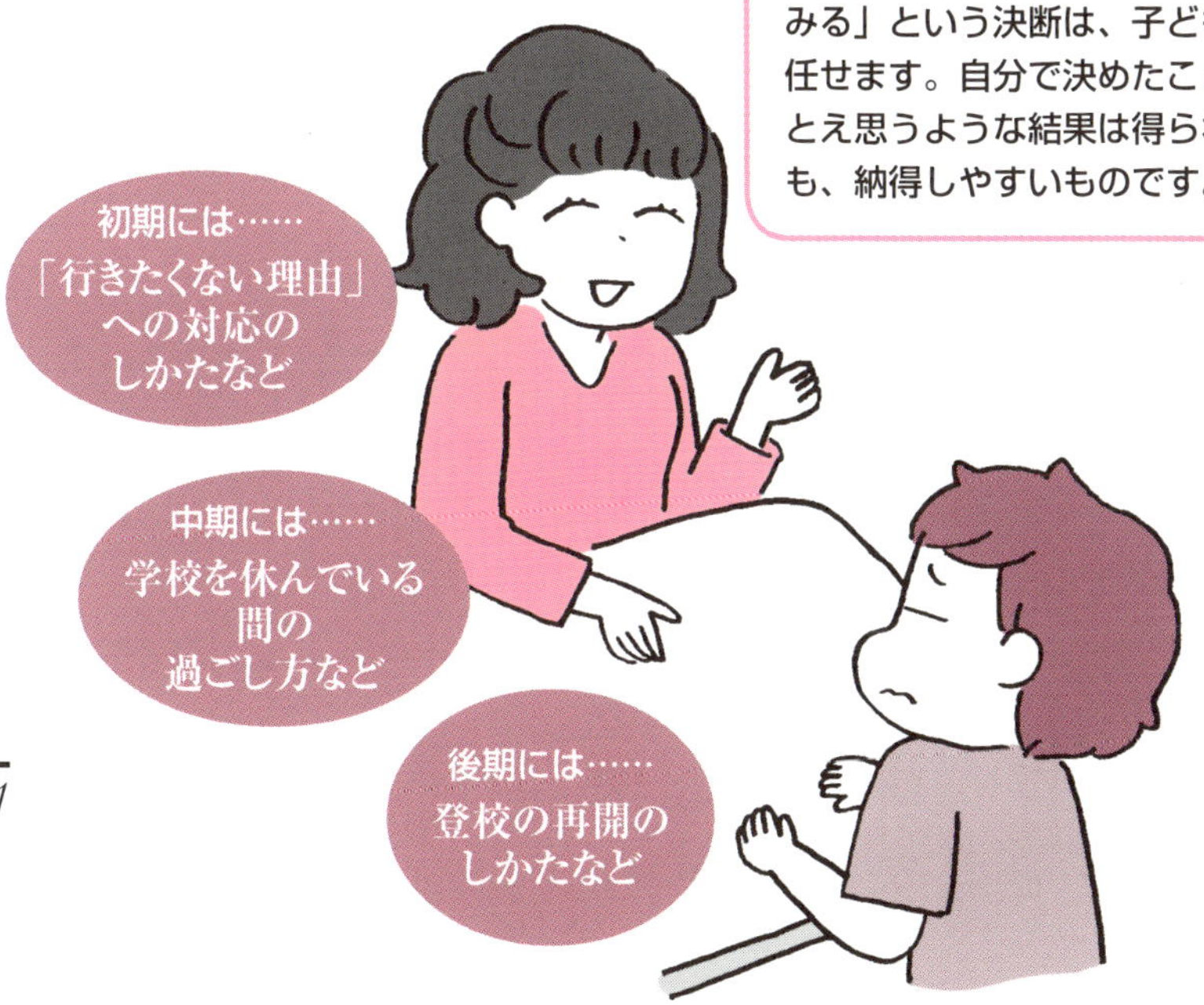
初期には……
「行きたくない理由」への対応のしかたなど
中期には……
学校を休んでいる間の過ごし方など
後期には……
登校の再開のしかたなど

勉強も友だちづきあいも体力づくりも焦らず、まずは現状を認めましょう。そのうえで「なんとかなる」と楽観的にかまえ、子どもが動き出そうとする様子がみえたら、ときに選択肢を示しながら応援する。それくらいの姿勢でいれば、子どもの回復は早まるでしょう。

これからの目標

# 「元の学級・学校に戻る」以外にも選択肢はある

学校に行かない、行けない子どもに対し回復を促すための働きかけは必要ですが、なにがなんでも元の学級・学校に戻さなければ、と思いつめることはありません。

## 子どもの笑顔を取り戻すことが最優先

　不登校の子どもに対する働きかけの目標は、究極的には「子どもが笑って過ごせる環境のなかで、充実した毎日を送れるようにすること」です。子どもの様子をみながら、また、子どもの意志を確認しながら、子どもの笑顔を取り戻せる環境、状況をつくることを最優先に考えていきましょう。

　なにがなんでも登校の再開を促したほうがよいわけではありません。実際、休み始めた時期に在籍していた学級・学校に戻らないまま、卒業を迎える子どももめずらしくはありません。それでも笑って過ごせるようになれば、次に進んでいくことはできるのです。

### 「戻ること」がすべてではない

「元の学校に、毎日通えるようになること」はひとつの目標ですが、それがすべてではありません。

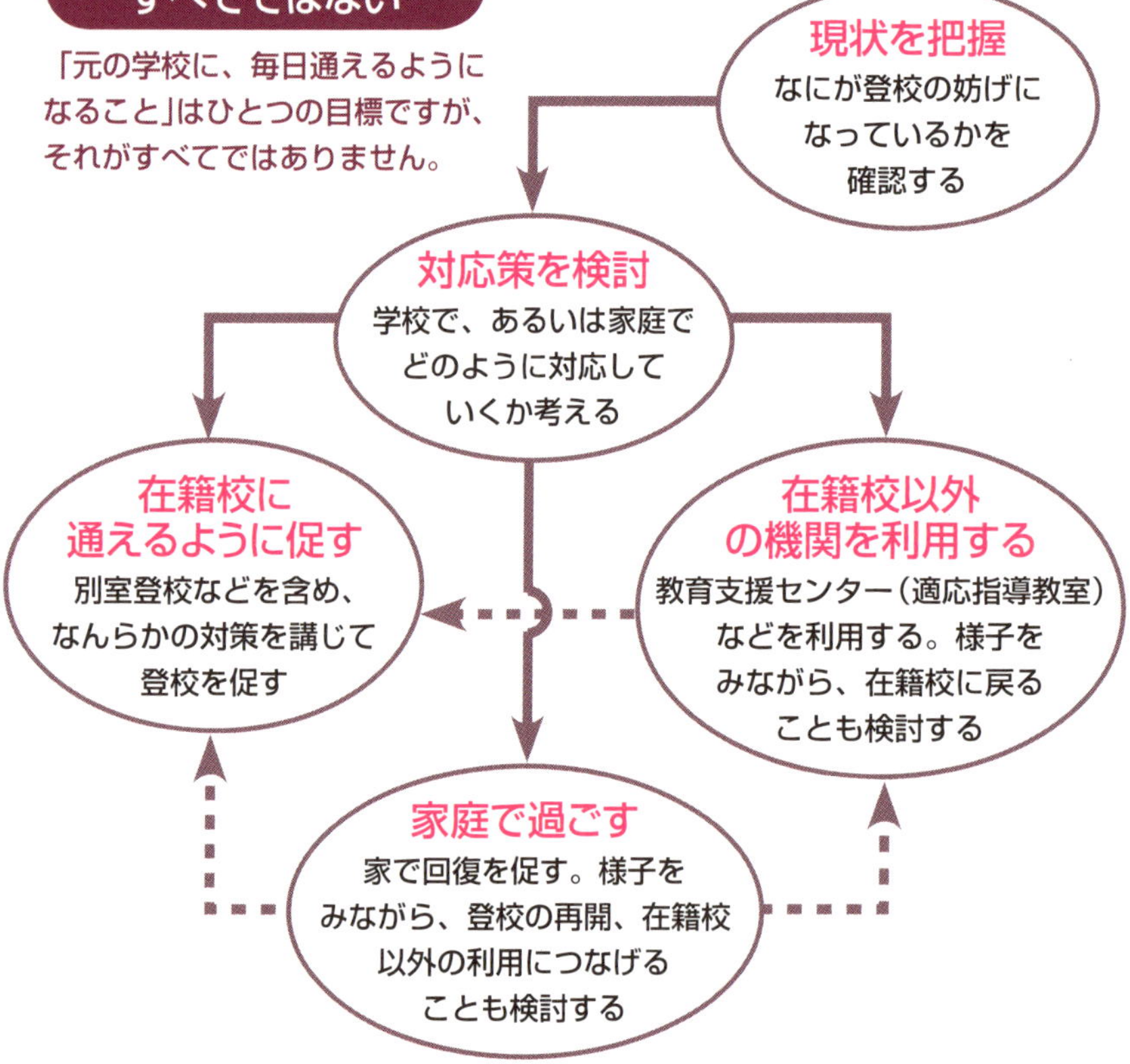

現状を把握
なにが登校の妨げになっているかを確認する
対応策を検討
学校で、あるいは家庭でどのように対応していくか考える
在籍校に通えるように促す
別室登校などを含め、なんらかの対策を講じて登校を促す
在籍校以外の機関を利用する
教育支援センター（適応指導教室）などを利用する。様子をみながら、在籍校に戻ることも検討する
家庭で過ごす
家で回復を促す。様子をみながら、登校の再開、在籍校以外の利用につなげることも検討する

## 居場所・学ぶ場はいろいろある

元の学級・学校以外にも、子どもの居場所・学びの場はあります。

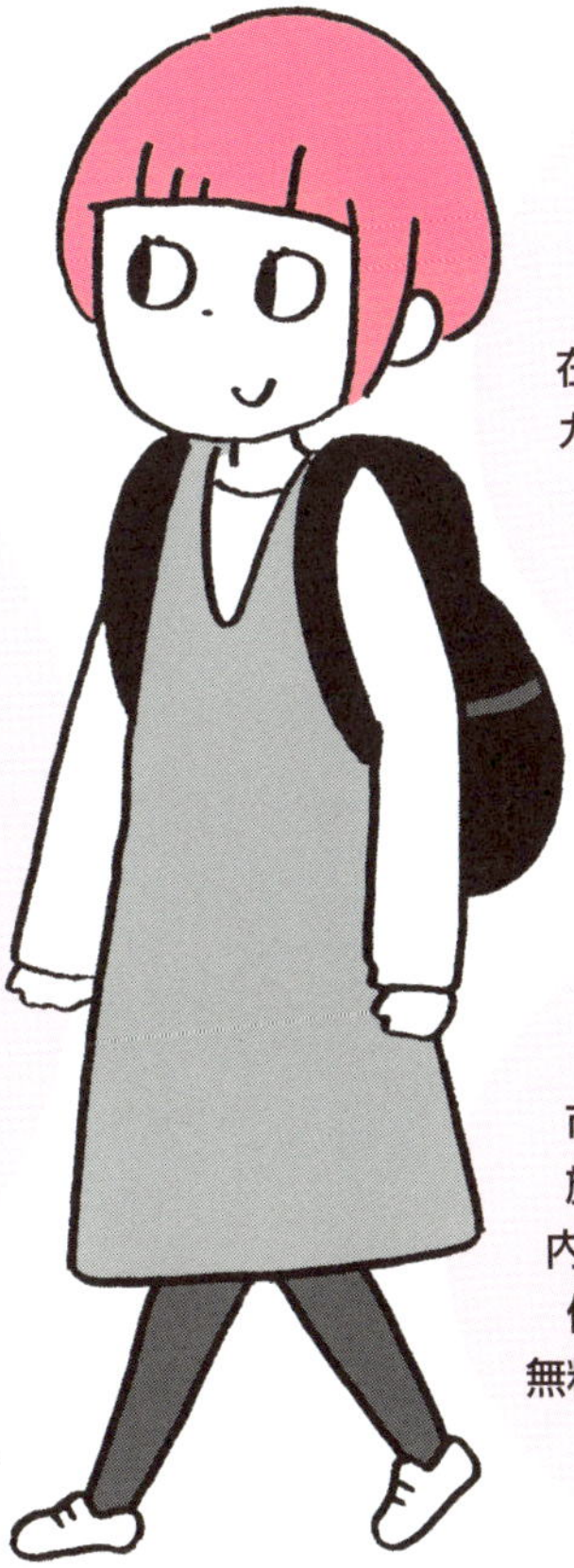

### フリースクール

既存の学校形態や法的規制にとらわれない民間施設の総称で、基本的には有料です。活動内容は施設によって大きく異なります。ホームページなどを参考に、利用したい施設を選び、見学のうえ、直接申し込みます。フリースクールに通う場合でも、在籍校への復帰を前提に不登校の子どもを適切、有効に支援していると判断されれば、校長の判断で「出席扱い」とされることもあります。

連携の深いフリースクールがあるか、在籍校に尋ねてみるのもよい

### 教室外登校（別室登校）

登校はできても自分の教室にはどうしても入れない場合には、在籍校の保健室や図書室、学習室やカウンセリングルームなどで過ごす「教室外登校（別室登校）」が認められることも。その場合、出席扱いになるかどうかは学校の判断によります。

### 教育支援センター（適応指導教室）

市区町村の教育委員会が設置する施設です。施設によって具体的な内容は異なりますが、教科の学習や体験活動、カウンセリングなどが無料で受けられます。利用を希望する場合には、在籍校またはセンターに相談を。

### 家庭

どこにも通わず、家で過ごしている子どもは少なくありません（→第３章）。勉強については、家庭での独学は実際にはなかなか難しいもの。学校は無理でも塾なら通えるということもありますが、無理強いは避けましょう。近年は、インターネットを利用した学習も可能です。「e ラーニング」といわれ、無料のサイトもあります。子どもが興味を示すなら活用してもよいでしょう。ただし、パソコンに向かっていても、じつはゲームをしていることも。親の目の前で利用させましょう。

### 自宅でのオンライン学習で「出席扱い」に？

不登校の児童・生徒が自宅において、ＩＴなどを活用した学習活動をおこなう場合、一定の要件を満たしていれば、在籍校長の判断で「出席扱い」とし、学習の成果を通知表などの評価に反映することが可能となっています（文部科学省通知平成 17 年７月６日）。

実際の導入例は少ないのが現状ですが、選択肢のひとつではあります。

COLUMN

# ここが難所!? 「小1プロブレム」と「中1ギャップ」

## 不登校は少なくても登校をしぶる小学生は多い

日常生活の延長線上にあった保育園や幼稚園から、学び場となる小学校に上がったばかりの小学一年生は、落ち着きのなさ、学校生活へのなじみにくさが目立つなどということがあります。

こうした状態は、「小一プロブレム」などと呼ばれます。不登校にまでは至らなくても、学校生活になじむようになるまで、「行きたくない」と登校をしぶることは少なくありません。場合によっては、親の付き添いなどが求められることもあります（→P15）。

## 中学入学後、問題が表面化しやすい

不登校の子どもの数は小学生では学年が上がるごとに少しずつ増えていき、中学生になったとたん、激増します（→P10）。こうした変化は「中一ギャップ」と呼ばれます。勉強内容が難しくなり、部活動なども本格化します。担任の先生との距離感も変わります。小学校生活とのさまざまなギャップに、戸惑いを覚える子どもも少なくないと考えられます。

中学校で不登校になる生徒は、小学校時代から比較的欠席日数が多いなど、不登校の傾向がみられることが多いという指摘もあります。入学前から、できるだけの準備をしておくと安心です（→P76）。

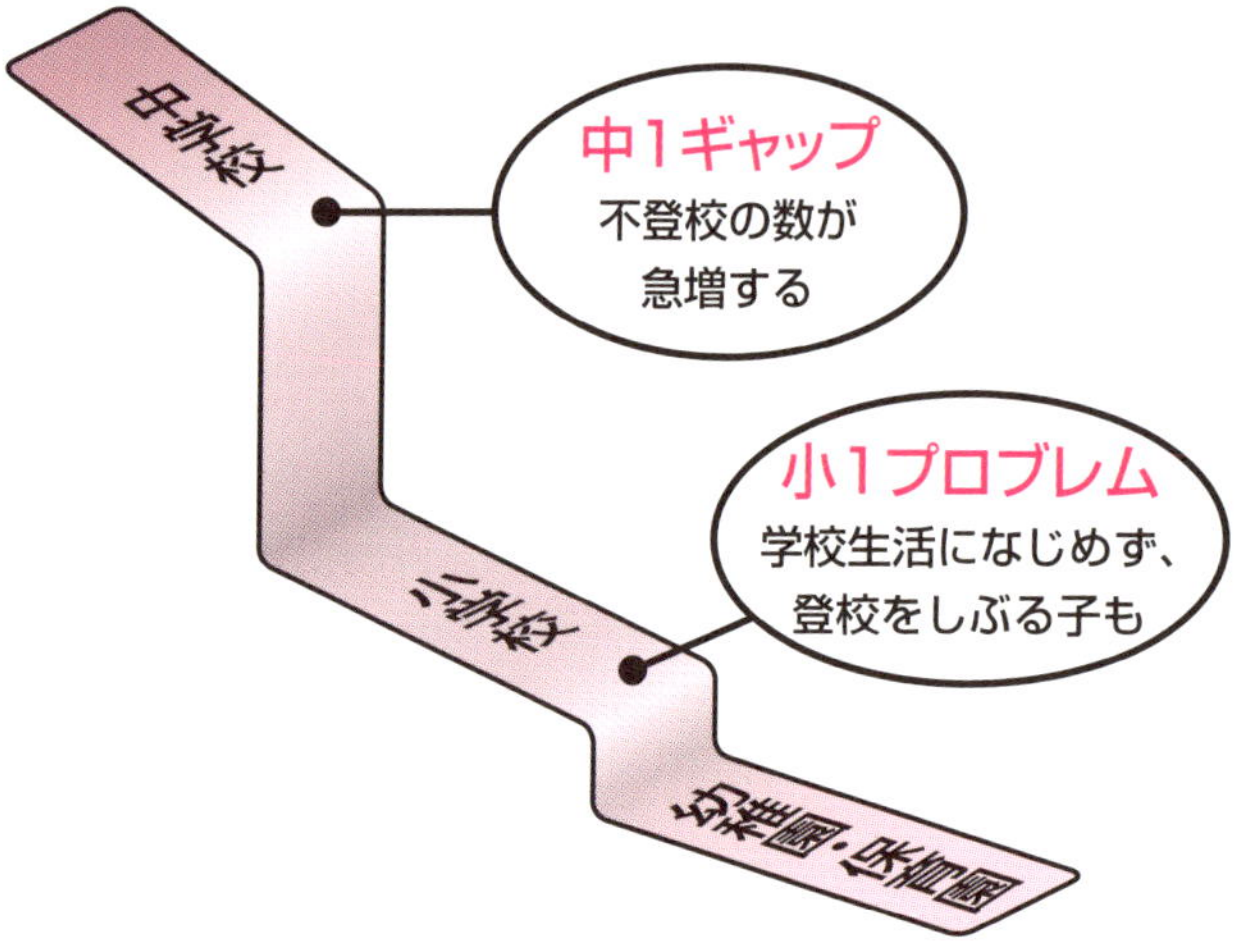

# 第2章

# 「休みたい」が増え始めたら

不登校の多くは、登校をしぶったり、
たまに学校を休んだりする状態から始まります。
この段階では、不登校の始まりかどうかはわかりません。
ただ、子どもには、なにかしら困っていたり、
悩んでいたりすることがあると考えられます。
そこに目を向け、対応していきましょう。

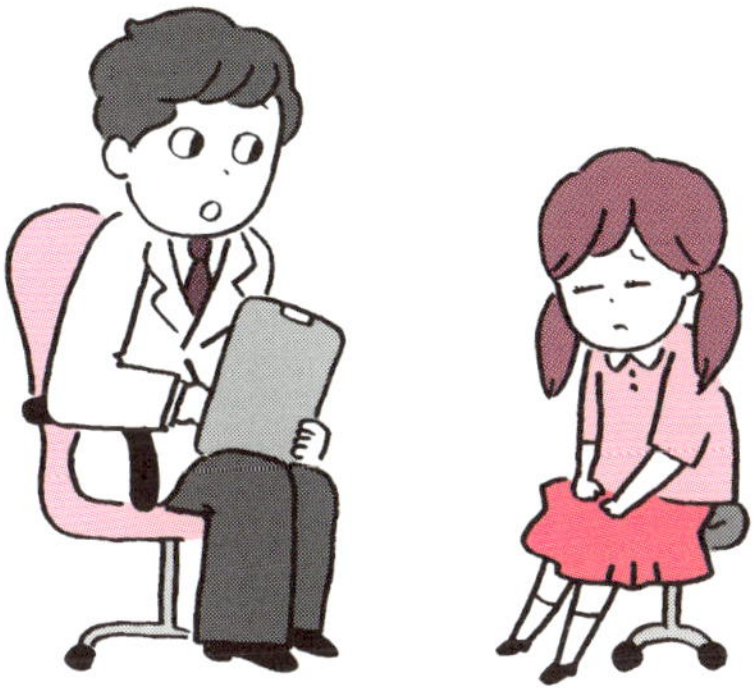

## よくある始まり方

# 「そんなことで！」と言いたくてもグッとがまん

「年間三〇日以上の欠席」に至る前には、いわゆる登校しぶりの状態がみられることがあります。理由はなんであれ、学校に行きたくないという気持ちは受け止めたいところです。

### よくある「始まり」のサイン

不登校は、「この日から始まった」と断定しにくいことが多いもの。その場合、本格的に休み始める前には、多かれ少なかれ気になる言動がみられます。

#### 「体調が悪い」という訴えが増える

調子悪い……

頭が痛い／だるい／おなかが痛い／眠れない／食欲がない など

「夜更かししてるから！」などと言いたくもなりますが、調子が悪いこと自体は本当です。

#### 学業成績がふるわない

どうせ勉強できないし……

成績が悪い／授業についていけない／勉強がつらい など

学業不振は登校する意欲を削ぐ大きな要因のひとつです。

#### 特定の日に登校をしぶる

うまくできないから……

プールがいや／歌のテストがある／人前で発表したくない／宿題が終わってない など

苦手意識が強いと、登校自体を避けようとすることも。

#### 表情が暗く元気がない

べつに……

部活動がつらい／クラスになじめない／友だちと会いたくない／イライラする など

はじめは理由を言わなくても、あとになってポツリと話してくれることも（→ P28）。

#### 「いじめ」のサインに要注意

いじめがあれば早期対応が必須です（→ P31）。しかし、子どもはいじめられている自分を認めたくない、あるいは親には知られたくないという気持ちが強いもの。気がかりな様子があれば、子どもが話しやすい場をつくりましょう（→ P28）。

- □口数が減り、ぼーっとしていることが多い
- □学校のことをあまり話さなくなった
- □服や持ちものが汚れている
- □ケガをして帰ってくることがある

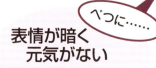

### 「行きたくない理由」を否定しない

「○○だから休みたい」と言い出したときには、「○○だから」という理由の部分にばかり目を向けないようにします。まずは「休みたいほど、つらい」という気持ちを受け止めてください。

**やめておこう**

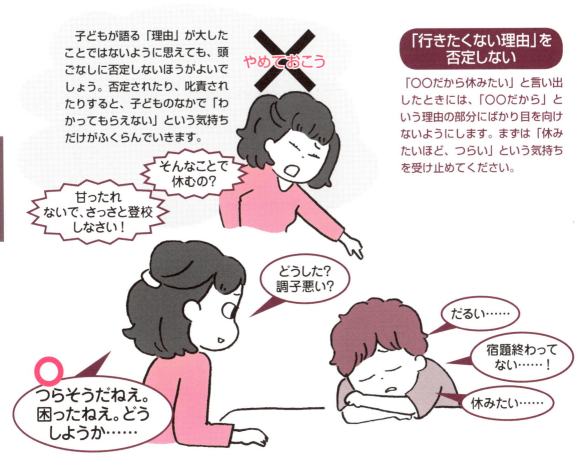

子どもが語る「理由」が大したことではないように思えても、頭ごなしに否定しないほうがよいでしょう。否定されたり、叱責されたりすると、子どものなかで「わかってもらえない」という気持ちだけがふくらんでいきます。

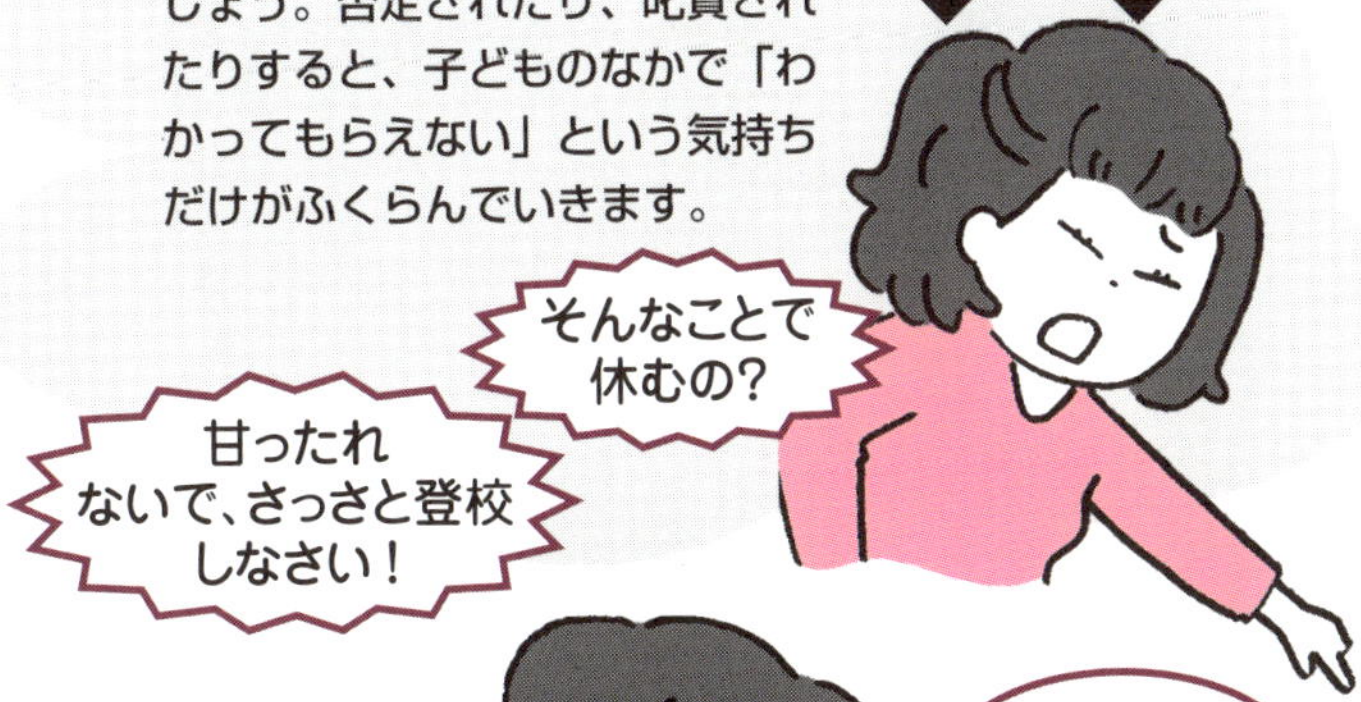
そんなことで休むの？
甘ったれないで、さっさと登校しなさい！

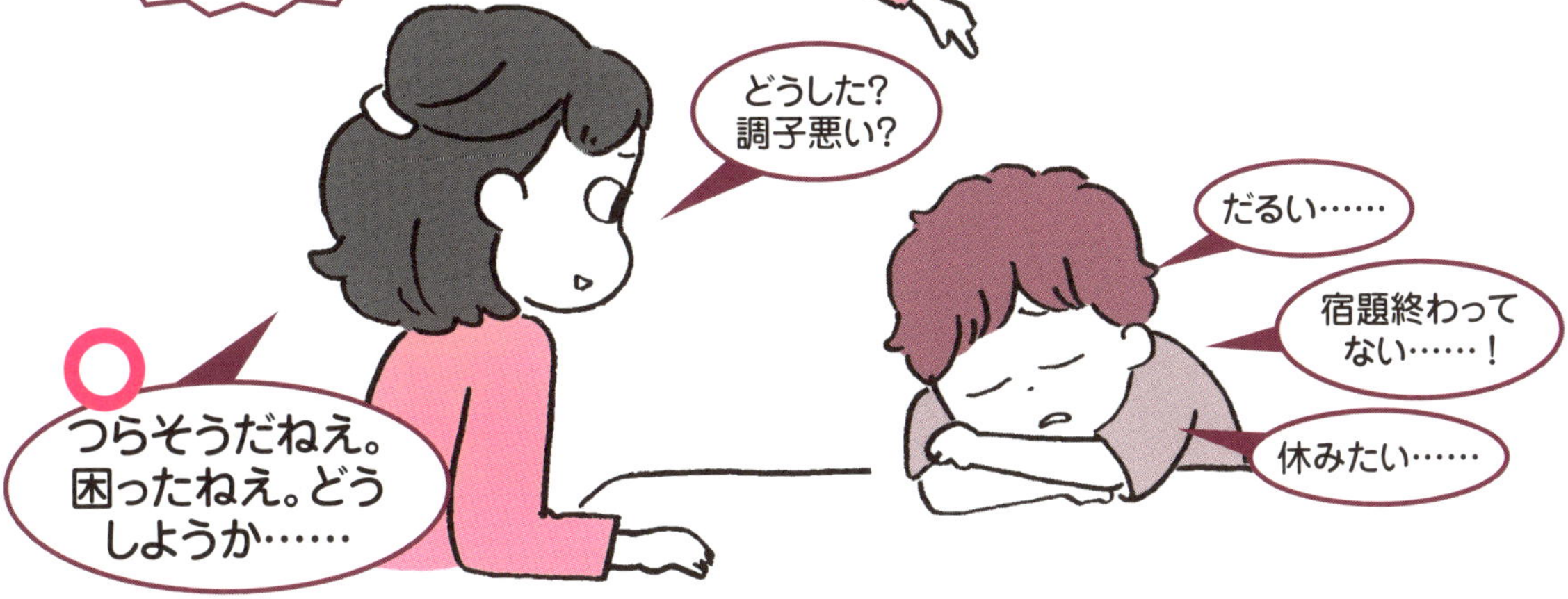
どうした？調子悪い？
だるい……
宿題終わってない……！
休みたい……
つらそうだねえ。困ったねえ。どうしようか……

### 「行きたくない気持ち」をわかってほしい！

「今日は休みたい」などと登校をしぶる様子があるからといって、必ずしも長期欠席につながるわけではありません。ただ、長く休むようになったあとでふり返ってみると、登校しぶりがみられたり、教室外登校や部分登校（→P11）が続いたりしていたということがよくあります。

気がかりな様子があれば声をかけ、「行きたくない」というのなら、その気持ちを受け止めるように心がけましょう。

いじめが懸念される場合もある一方で、大した問題ではないと思える理由で休みたがることもあります。

ただ、この段階で必要なのは、子どもが自分の気持ちを言葉で表すこと、それを受け止めてもらえる安心感を得ることです。

「そんなことで！」という言葉は、そっと胸にしまっておきましょう。

初期対応の基本①

# まずは子どもが話しやすい状況をつくる

子どもが「行きたくない理由」を話さない場合には、無理に問いつめるより、話しやすい状況をつくることを心がけましょう。

## 「なにがあったか」より、気持ちを話せることが大切

小学校高学年以上、とりわけ中学生ともなれば、子どもが学校のことを親にほとんど話さないのはめずらしくありません。「そういう年頃」と考え、そっとしておけばよいこともあります。しかし、登校をしぶったり、たびたび学校を休んだりするような状態であれば、一歩踏み込んでみましょう。

踏み込むといっても、「なにがあったか」を明らかにすることが重要なわけではありません。大切なのは、自分の気持ちを言葉で表現できるようになることです。それができれば、「学校に行かない」という方法が唯一の解決策ではなくなる可能性があります。

### 問い詰めるのは逆効果

子どもが「行きたくない理由」を話そうとしないのには、それなりの理由があります。

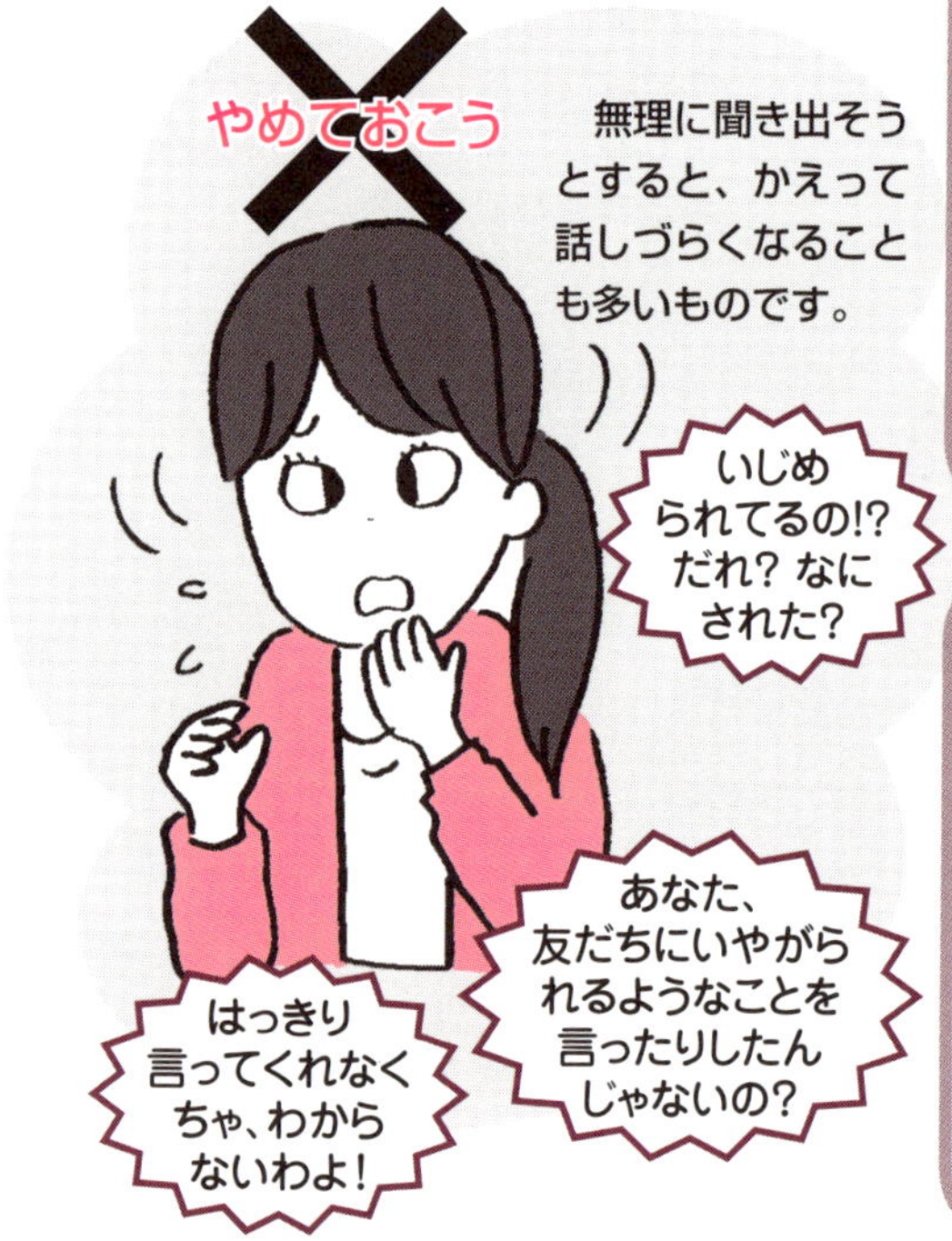

やめておこう
いじめられてるの!? だれ? なにされた?
あなた、友だちにいやがられるようなことを言ったりしたんじゃないの?
はっきり言ってくれなくちゃ、わからないわよ!


無理に聞き出そうとすると、かえって話しづらくなることも多いものです。

#### 話したくない

いじめのような、自分のプライドを傷つけられた体験は話しにくいものです。いじめられている自分を認めたくないということもありますし、話せば過剰に心配され、騒がれるのではないかとおそれていることもあります。

#### 自分でもわからない

「なぜかわからないが気力がわかない」という場合、問いつめられても話しようがありません。問いただされると、思いつきのように次々と理由が変わったり、ときにはウソをついたりすることもあります。

## 子どもの思いを引き出すポイント

子どもにもプライドがあります。「うまくいっていないこと」は、積極的に話したくはないものです。一方で、「相談したい」という思いをもっていることも。会話が生まれやすい状況をつくっていくよう、心がけましょう。

いっしょに料理をする

いっしょに食事の後片付けをする

おやつをいっしょに食べる

### いっしょに過ごす時間をつくる

忙しそうな相手に込み入った相談はしにくく感じますが、深刻な顔で迫られるのも気づまりです。「これ、いっしょにしよう」と誘い、時間を共有することで、話を聞く用意があることは自然に伝わるうえ、本音を引き出しやすくなります。

### いきなり本題に入らない

まずは子どもの好きな話題で入り、話したい気持ちを高めます。様子をみて、話題を変えても大丈夫そうに感じたら、本題に近い言葉でジャブを入れてみます。

### 言葉にできたら、とりあえず「よし」とする

いやなことを「休む」という形で回避しようとしている子どもに必要なのは、行きたくない理由や気持ちを言葉で表現できるようになることです。それができれば、まずはOKです。

### 急いで解決策を示そうとしない

子どもが悩んでいることがわかれば、どうカバーすればよいか、次の一手を考えることができます。解決策を一方的に示すのではなく、いっしょに考えることが大切です。

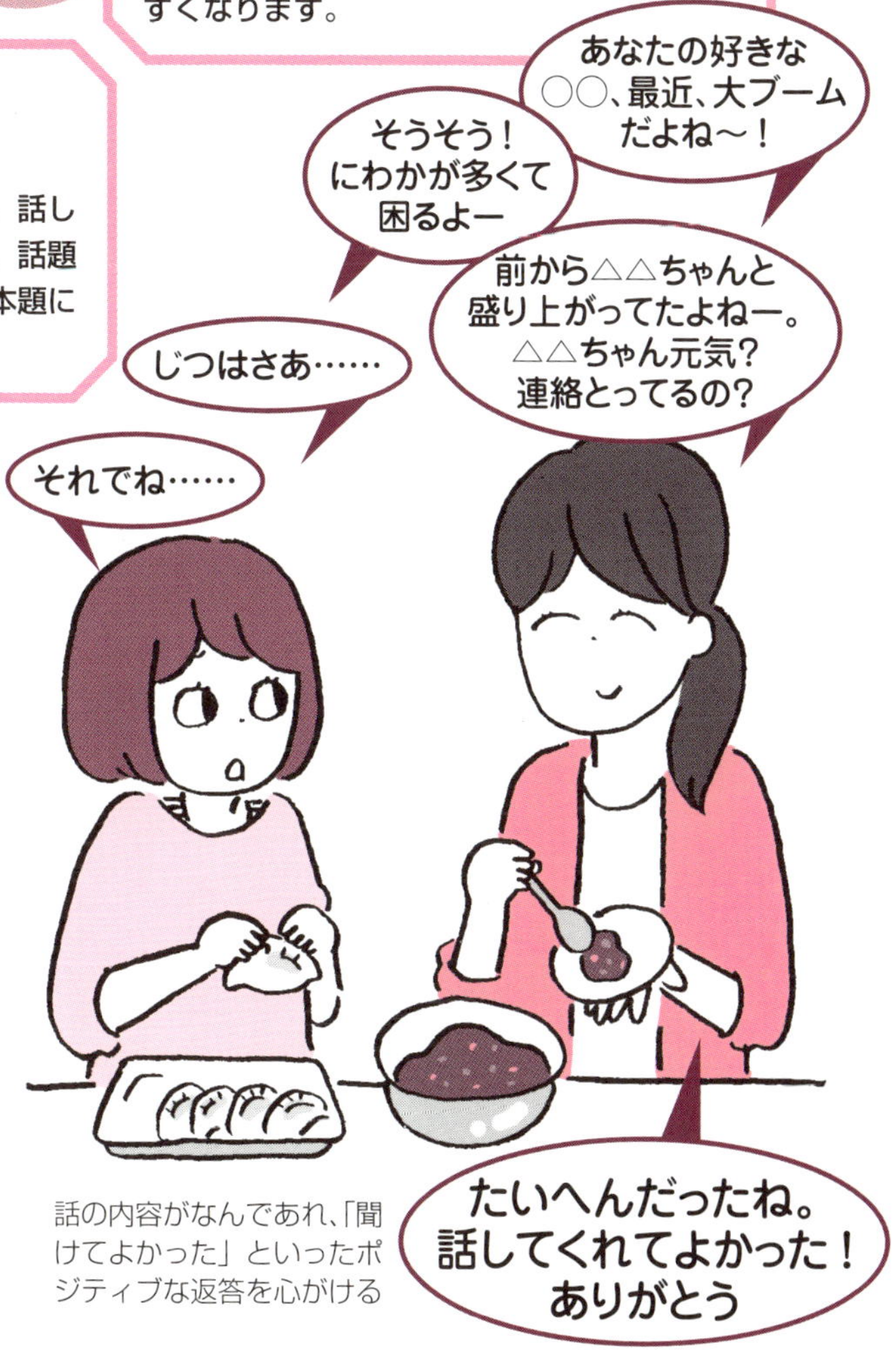
あなたの好きな○○、最近、大ブームだよね～！
そうそう！にわかが多くて困るよー
前から△△ちゃんと盛り上がってたよねー。△△ちゃん元気？連絡とってるの？
じつはさあ……
それでね……
たいへんだったね。話してくれてよかった！ありがとう

話の内容がなんであれ、「聞けてよかった」といったポジティブな返答を心がける

初期対応の基本②

# 「しばらく休む」のも選択肢のひとつ

「休みたい」という子どもに登校を無理強いしても、子どもの「登校したくない気持ち」は消えません。「しばらく休む」というのも、現実的な選択肢のひとつです。

**「休みたい！」への対応策**

学校に行きたくないと言っている子どもを叱咤激励するだけでは、「登校しよう」という気持ちは生まれにくいものです。

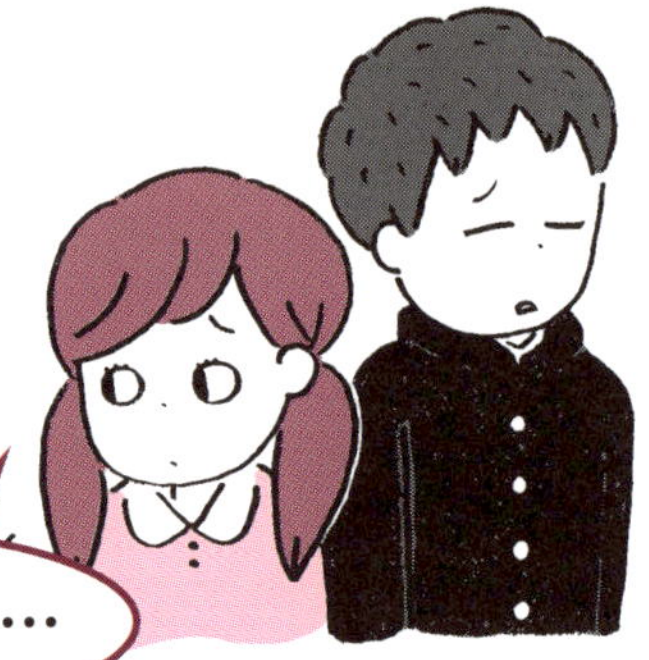

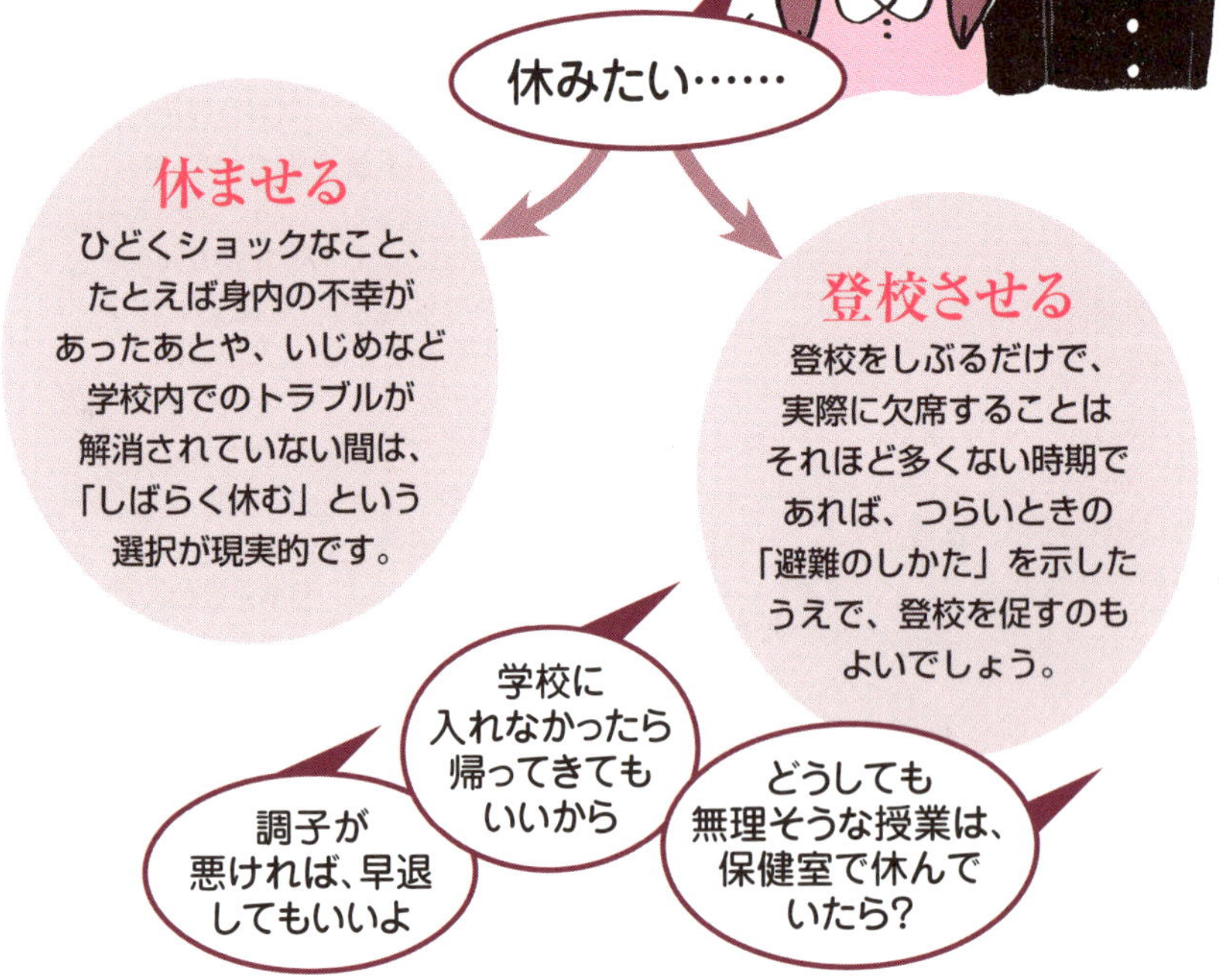
休みたい……
休ませる
ひどくショックなこと、たとえば身内の不幸があったあとや、いじめなど学校内でのトラブルが解消されていない間は、「しばらく休む」という選択が現実的です。
登校させる
登校をしぶるだけで、実際に欠席することはそれほど多くない時期であれば、つらいときの「避難のしかた」を示したうえで、登校を促すのもよいでしょう。
学校に入れなかったら帰ってきてもいいから
調子が悪ければ、早退してもいいよ
どうしても無理そうな授業は、保健室で休んでいたら？

## 無理強いは避けたほうがよい

熱があるわけでもないのに、子どもが「休みたい」というたびに学校を休ませてよいのか、無理にでも登校させたほうがよいのかと、迷うことも多いでしょう。

低年齢の子どもであれば、親が付き添って登校するという方法もありますが、年齢が高くなるほど子どもから敬遠されがちです。

ある程度、学校に通えている状態であれば、「まあ、がんばっておいで」と送り出すのもひとつの方法ですが、無理強いは避けたほうがよいでしょう。

休むにしろ行かせるにしろ、「行きたくない理由」への対応も同時に始めます。

## 「臨時休業中」にするべきこと

　初期の段階では、「行きたくない理由」に対応していくことで、登校できるようになることもあります。

### いじめの訴えがあれば早急に学校と相談する

子どもが「いじめられている」と訴えているなら、できるだけ早く、問題が小さなうちに対応していくことが大切です。子どもからよく話を聞いたうえで、まずは学校に相談しましょう。学校で毅然とした指導をおこなってもらいます。

- ●証拠となるもの、たとえばコミュニケーションアプリの会話画面などがあれば保存しておく
- ●まずは担任の教師に相談。管理職、養護教諭やスクールカウンセラーなどでもよい
- ●子どもには「なにがあっても、あなたの味方」と伝え続ける

### 「行きたくない理由」への対応

「休む」という形で回避するのではなく、カバーする方法がないか考えていきます。

　ただし、「行きたくない理由」にこだわりすぎるのも、避けたいところです。対応が難しい場合もありますし、対応できたからといって「行きたくない気持ち」がなくなるとも限りません。

### 身体症状が強いとき

　ストレスが身体症状として現れるのはよくあることです。決して仮病ではなく、実際に痛みが生じたり、胃腸の働きが低下したりします。医療機関を受診しておきましょう。

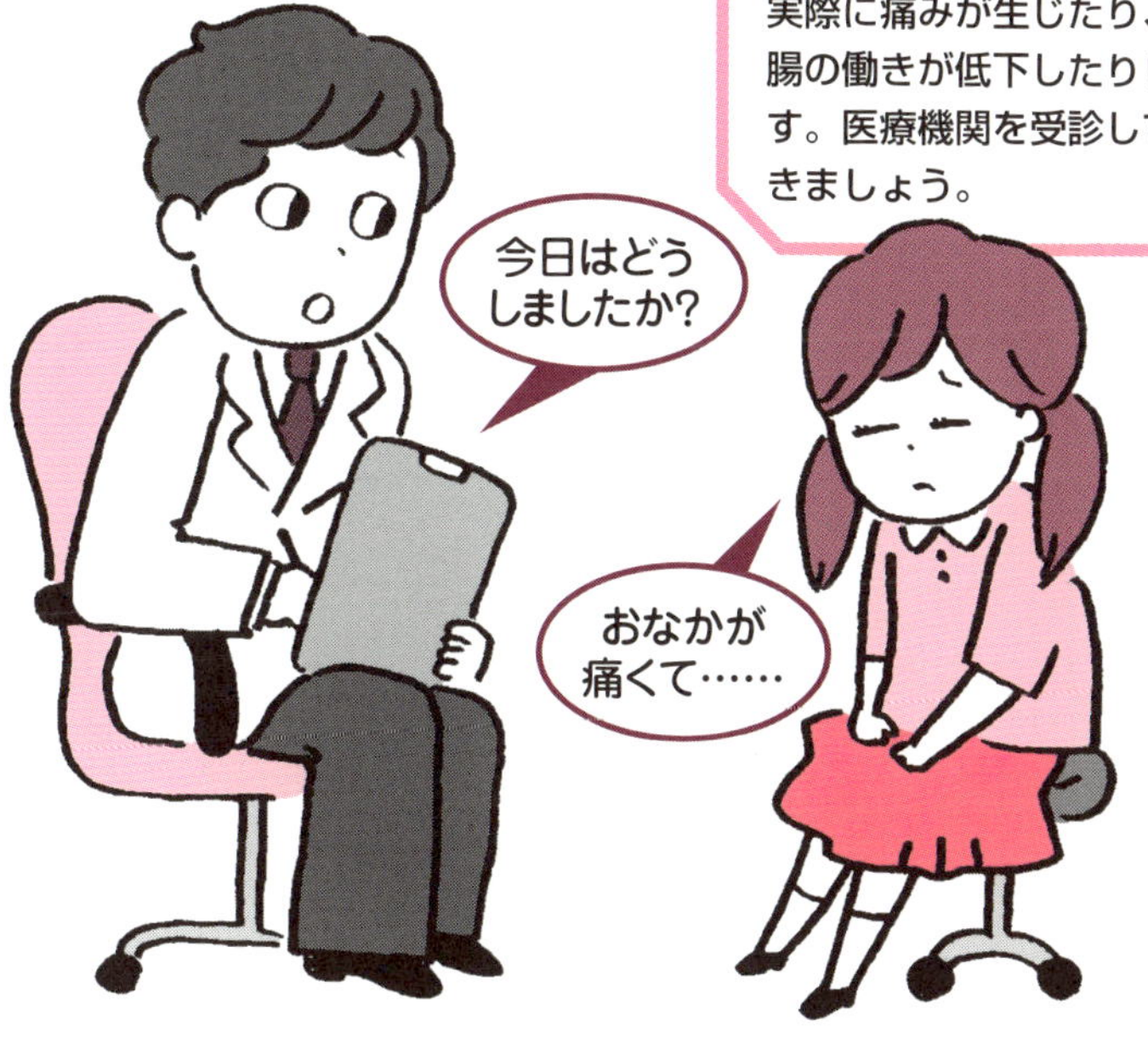
今日はどうしましたか？
おなかが痛くて……

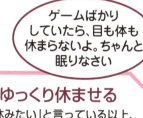

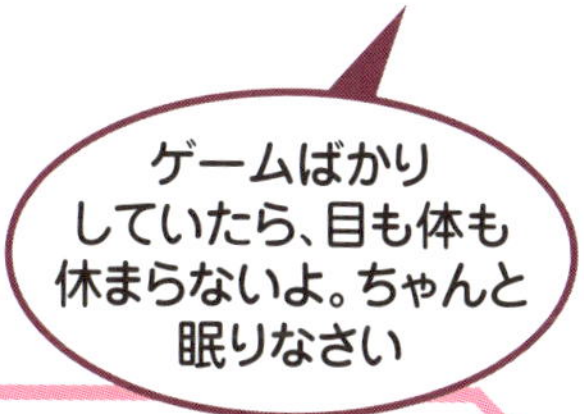
ゲームばかりしていたら、目も体も休まらないよ。ちゃんと眠りなさい

### ゆっくり休ませる

「休みたい」と言っている以上、これといった理由がわからない場合でも、「エネルギーが底をつきかけているのだ」ととらえてください。心身の回復のためには、休息が必要です。

具体的な対応策①

# 学校の協力で対応可能なこともある

「行けない、行きたくない理由」が学校での生活にかかわることであれば、学校との協力が必要です。「苦手」に配慮してもらうことで、子どもの不安が減る場合もあります。

## 学業・学校行事などへの不安

学業不振については、どのようなサポートが必要か率直に相談してみましょう（→P36）。その他、気がかりなことがある場合にも、柔軟に対応してもらえる可能性があります。

- ●どうしても苦手な授業がある
  ⇒その時間だけ別室で過ごせないか？
- ●人前での発表や実技テストが怖い
  ⇒別室や放課後、1対1でできないか？
- ●授業中の指名がいやで登校できない
  ⇒答える前に正解かどうか先生にみてもらえないか？
- ●運動会にも、運動会の練習にも出たくない
  ⇒応援、見学などの形で参加できないか？

## 相談してみよう

子どもが勉強に関することや、学校での人間関係で悩みをかかえているようなら、学校側とよく相談してみましょう。

## 教室外の居場所の確保

教室ではなく、保健室など別室に登校することになった場合、１日の過ごし方については教員とよく相談し、学習プリントなどの課題を決めておくとよいでしょう。

別室でも順調に登校できていれば、参加できそうな授業や定期テストは教室で受けるなど、つながりを保ちやすくなります。

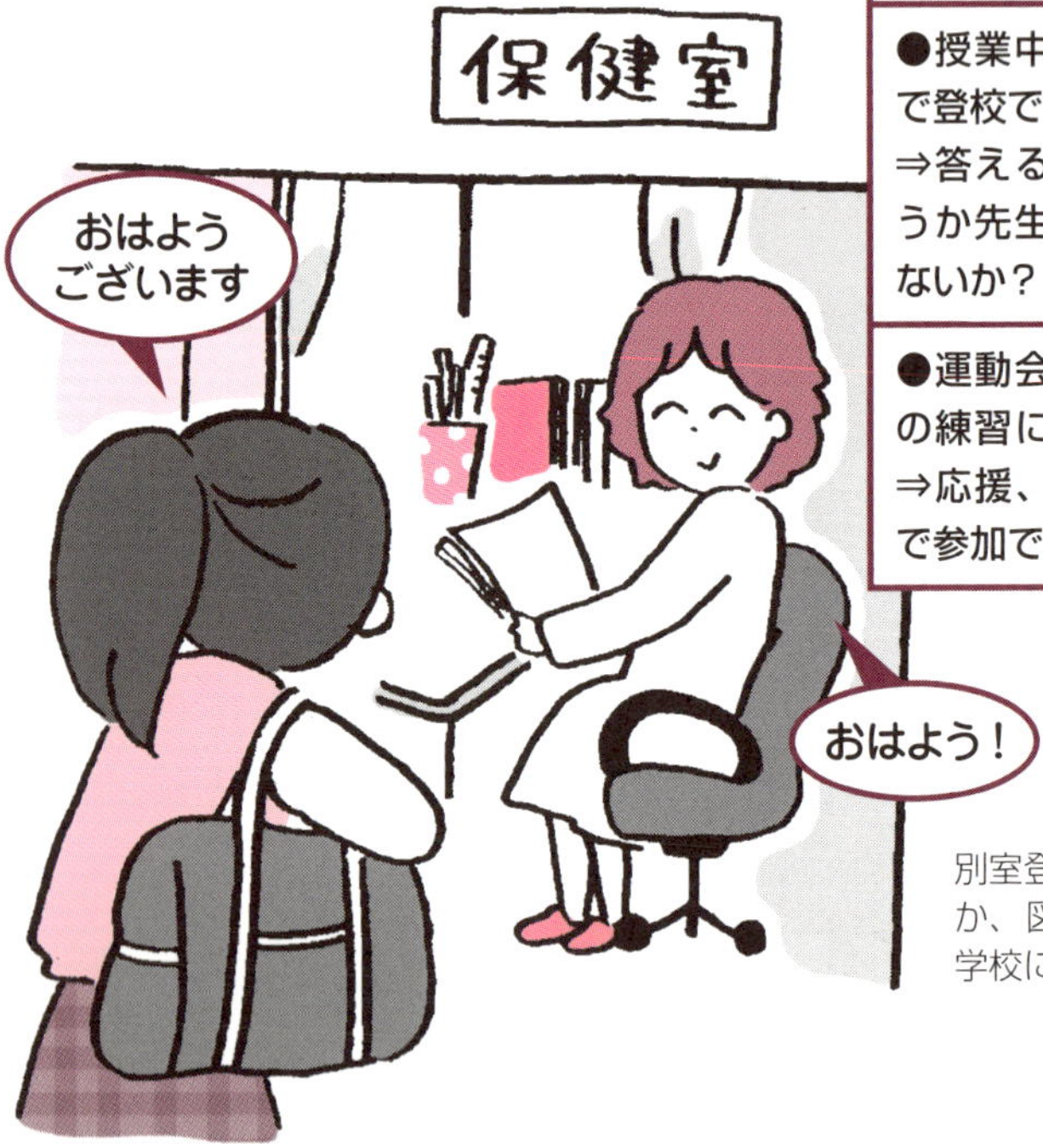


別室登校先は、保健室のほか、図書室、学習室など、学校によっていろいろ

## はじめから無理と思わず率直に相談してみよう

子どもが学校生活の中での悩みをかかえているようなら、学校側との相談は不可欠です。子どもの心配に対して十分に配慮してもらうことで、登校が可能になる場合もあります。

配慮を求めることは「甘やかし」ではないか、受け入れてもらえないのではないかと、ためらう気持ちもあるかもしれません。けれど、「今の状況は変えられないから、とにかくがんばれ」というだけでは、結局のところ「登校しない」という選択肢しかなくなってしまうおそれもあります。はじめから無理と思い込まず、よくよく相談してみるとよいでしょう。

ただ、子どもが言っている「登校したくない理由」だけが、不登校の原因ではないかもしれません。学校での対応を考えてもらっても、登校しなくなっていくこともあります。長期化した場合には、新たな気持ちに切り替えて子どもと向き合っていくようにします（→第3章）。

### 友だちや教員との関係

友だちとの関係は子どもどうしでの解決を目指しますが、それを促す方法として、孤立しがちな子どもへの声かけ、ひとりで過ごしたい子への配慮などをお願いしてみましょう。

特定の教員に対する恐れ、緊張が強い場合などは、別の教職員を通じて、要望を伝えてみるのもよい方法です。

### 家庭でもフォローしていく

学校で対応を考えてもらいつつ、家では子どものつらい気持ちを支えていきます。

### 「できていること」に目を向ける

「行けない日、行けない時間がある」のではなく「行ける日、行ける時間がある」、「教室に入れない」ではなく「保健室には行ける」など、できていることを評価しましょう。

### できなくてもカバーが可能

「実技テストが無理なら、ほかの課題をがんばればいい」といった声かけで、肩の力を抜きましょう。

### 親自身の失敗談を話してみる

「私も昔、苦労したなあ……」など、自分の経験を話してみると、子どもは「共感してもらえている」と感じやすくなります。

経験談は「こうして克服した」という成功談より、失敗談で終わらせるほうが子どもは受け入れやすいようです。「お母さんだって失敗したんだ」「失敗しても（一般的な道ではなくても）、人生なんとかなるかも」と思えることが、子どもの安心につながります。

具体的な対応策②

# 「友だちとの問題」は子どもどうしでの解決を促す

友人とのトラブルと聞くと、「いじめられているのでは？」と心配になることでしょう。しかし実際には、「なんとなくうまくいかないこと」に悩んでいる場合も多いのです。

## 「うまくいかない」と訴えられたら

まずは、「うまくいかないこと」をつらく感じている気持ちに寄り添います。

いやがらせを受けている、悪口を言われたりネット上に書き込まれたりしているなどといった場合には、大人の介入が必要です（→ P31）。

気が合う子がだれもいない

前のクラスのほうがよかった

クラス替えのあとなどに、しばしば聞かれる訴えです。実際には、新たなクラスメートから話しかけられているのに、拒絶的なふるまいをしている子が目立ちます。

**それはつらいね**

まずは気持ちを認める言葉を返す

子ども自身のふるまいに、友だちが離れていく理由があるのかもしれません。しかし、いきなりそれを指摘するのではなく、まずは寂しく思っている気持ちに寄り添いましょう。

仲のよかった友だちが最近冷たい

過去にトラブルがあったなどという場合には、担任に相談してみます。席替えや班編成の際に、配慮してもらえるでしょう。いやな思いをさせられそうなときの「避難のしかた」についても、相談しておくとよいでしょう（→ P30）。

とても苦手な子がいる

### 小学校高学年頃から表面化しやすい

友人関係の悩みは、「グループ化」が生じやすい小学校高学年の頃から目立ち始めます。「どのグループにも入り込めない」ことで孤立を感じることもありますし、グループ内の関係でつまずくこともあります。

仲良しメンバーが固定したグループは排他的で、あらゆる面で同調化が求められます。あるグループ内の人間関係がうまくいかなくなったからといって、別のグループに簡単に移れるわけではありません。

孤立をおそれ、抜け出そうにも抜け出せないなどといったことが起こりやすいのです。

**やめておこう**

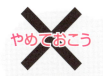

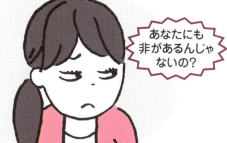

いきなり解決策を示したり、反省を促したりするような発言は控えます。子ども自身の気づきが重要です。

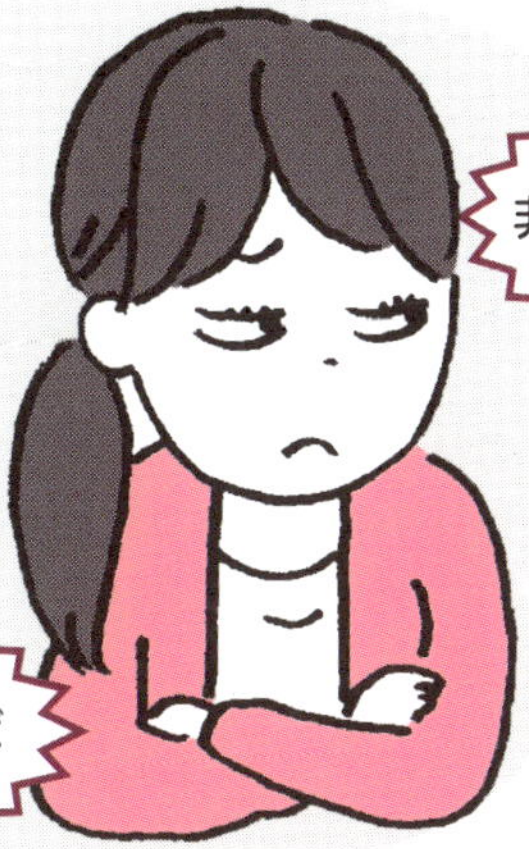
あなたにも非があるんじゃないの？
新しい友だちをつくればいいじゃない！

## 乗り切り方をいっしょに検討する

親どうしで話し合ったり、学校の先生に仲裁を求めたりする前に、子どもどうしで解決できることは解決させます。それが、子どもの成長につながります。

### 状況を把握する

なにに悩んでいるのか、どうしたいのか、子どもの話をよく聞き、子どもの気持ちや考えを整理していくことが有効です。

友だちとのいざこざは、「どちらかが一方的に悪い」とは言えないことも多いものです。相手がこの状況をどうみているか考えられるように、さりげなく促してみましょう。

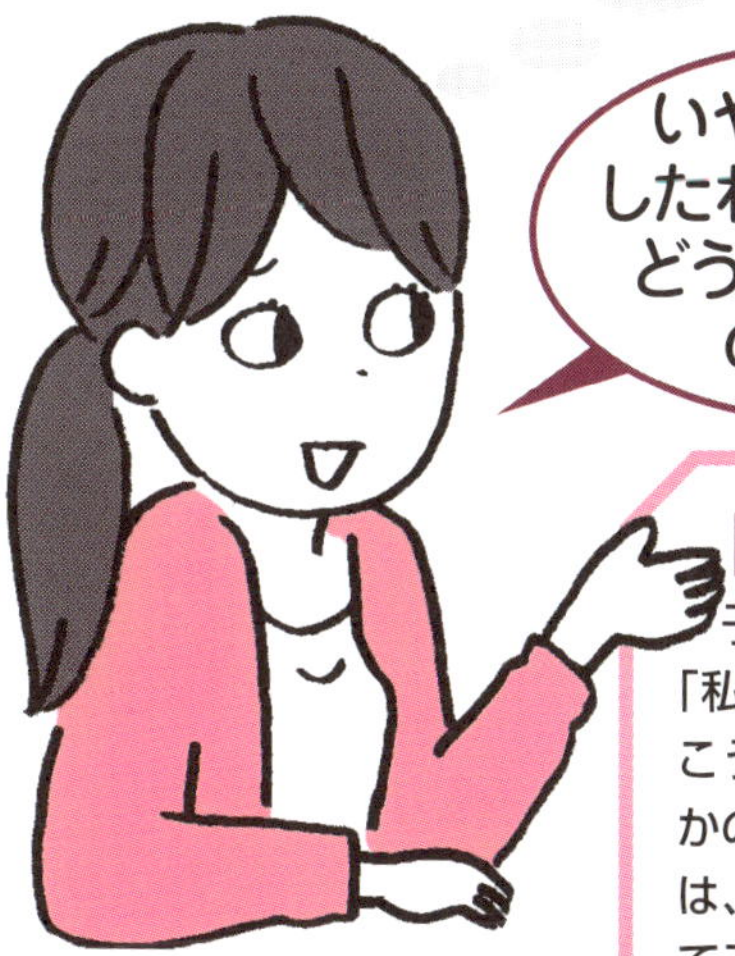
いやな思いをしたねえ。相手はどう思っているのかな？

### 「戦略」をいっしょに考える

子どもが解決策を見出しにくいときは、「私だったら、こうするかな……。いや、こうするほうがいいかな……」と、いくつかの選択肢を示します。実際にどうするかは、子ども自身に決めさせます。「こうしてみる」と決めたら、手順をいっしょに考えてみるのもよいでしょう。

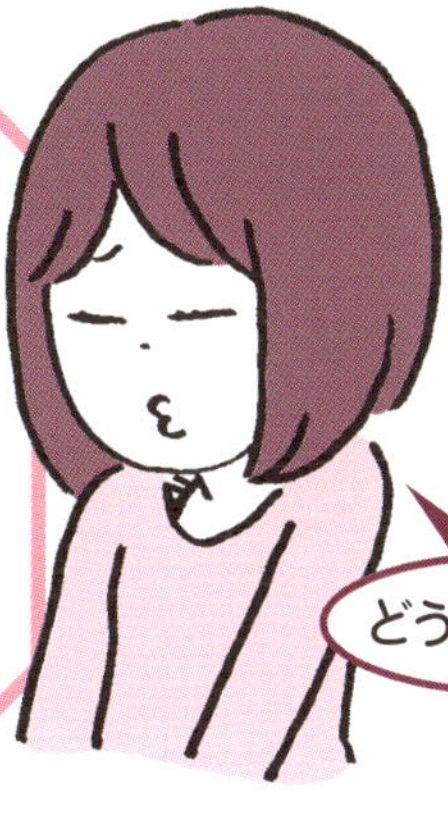
どうだろ……

### うまくいかなかったら……

考えどおりに実行できても、相手との関係改善ははかばかしくないこともあるでしょう。そんなときには、人生の先輩としての実感を伝えてみるのもよいかもしれません。

気が合わない人っているよねえ。だからといっていがみ合うこともないとは思うけど

一生つきあわなければならないわけじゃないからね

**具体的な対応策③**

# 学業不振は「できない要因」を見定めて対応する

年齢が高くなるほど、学業不振は学校生活に大きな影を落としがちです。どんなところでつまずいているのかを確かめ、学校と家庭、それぞれの立場でサポートしていきます。

### 学業不振には理由がある

不登校の子どものおよそ3分の1は、休み始めるきっかけとして「勉強がわからない」という理由を挙げています※。学業不振への対応は重要です。

※文部科学省「不登校に関する実態調査」（平成26年）による

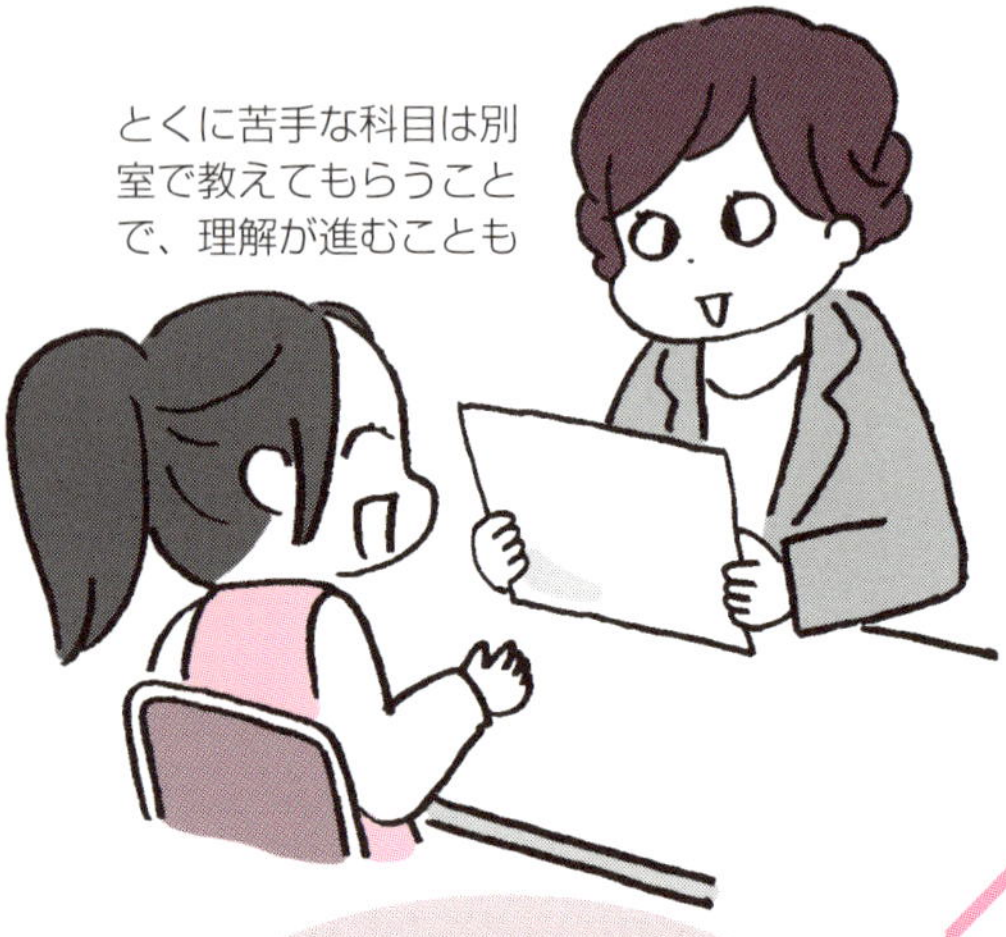

とくに苦手な科目は別室で教えてもらうことで、理解が進むことも

### 「つまずき」の要因がある

学校側でも把握につとめますが、気になることがあれば、家庭から学校に相談を。

| |
|---|
| ●発達障害などがあることを見過ごされている（→P14）。あるいは子どもの特性に十分に対応できていない |
| ●特定の教科について極端な苦手意識がある |
| ●学業以外のところで悩みをかかえていたり、学業以外のことに強い関心があったりして、勉強にまでエネルギーが回らない |

### どう対応する？

学校での対応が中心ですが、家庭との協力も大切です。

■発達面での課題があるなら、特別支援教育を受けることなども視野に入れる
■その子に合った学習のしかた、到達目標を見定める
■エネルギー不足の状態で無理強いしても成果は出にくい。まず心身の状態を回復させる

### 「できること」を増やしていけるようにする

学校は、基本的には「勉強する場」です。学校での勉強についていけなければ、毎日の登校に苦痛を覚えるのも無理はありません。

小学校まではなんとかついていけていても、中学での勉強は格段に難しくなります。周囲との差が開き、「できない」と感じることも増えます。勉強しようという意欲はもちにくく、「勉強ぎらい」が加速していくこともあります。

勉強ができない

### 子どもの「よいところ」をきちんと認める

成績がよいとはいえなくても、子どもの「よいところ」はたくさんあるはずです。「あなたのこういうところが、とてもすばらしい」と声に出して、きちんとほめてください。

ほめられることで、子どもは自信をつけます。自信は回復を促し、次に進んでいくためのエネルギーになります。

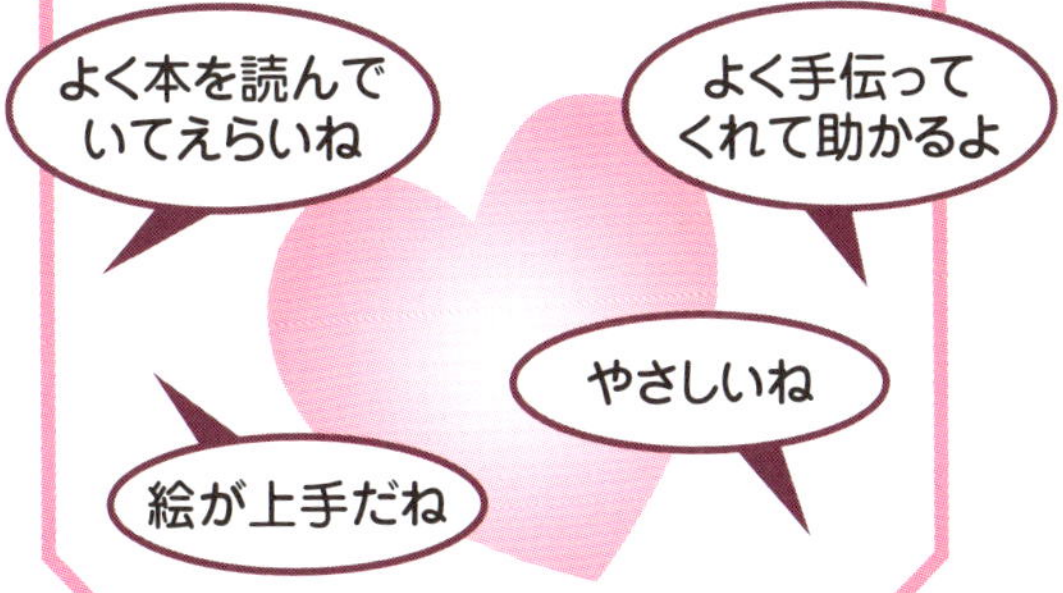
よく本を読んでいてえらいね
よく手伝ってくれて助かるよ
やさしいね
絵が上手だね

### 家庭でのサポートが役立つことも多い

毎日の宿題や、夏休みの課題などは、本人まかせにせず家の人が手伝うことで、「宿題ができていないから学校に行きたくない」という流れは止められる可能性があります。

テスト前には、先生に相談して「これだけはやる」と範囲を決めてもらったり、スケジュールをいっしょに立てたりすることが役立つこともあります。

### 勉強ができない

課題をこなせない、テストの点数がとれないなどといったことが続くと、結果として成績は伸び悩みます。

**学業不振が表面化する**

### 勉強しない／したくない

「勉強しないからできないのだ」と思われがちですが、「できないからしたくない」ということもあります。不登校、あるいは不登校の傾向がみられる子どもの場合、心身の消耗が激しく、「したくてもできない」という状態に陥っていることも少なくありません。

### 目標をもつまで待つ

行きたい進学先が見つかった、ライバルに勝ちたい、だれかの期待に応えたいなど、目標ができたことで、俄然、熱心に勉強に励むようになることがあります。

要因は、子どもによって違います。学習面での対応は学校が中心になりますが、家庭でできることもあります。「できること」を着実に増やしていけるよう、支えていきましょう。

子どもへの接し方①

# 説得より、子ども自身の思考整理を

子どもと話し合おうにも、がんとして耳を貸さないように感じられることもあります。そんなときは、まず子どもの話をよく聞き、子どもの考えを整理していきましょう。

## 説得したくなるパターン

子どもの言動に、いらだちを覚えることもあるでしょう。しかし、いらだちをストレートにぶつけても、子どもは納得できません。

### 「わかんない」「知るか」のくり返し

「少しは考えろ！」と言いたくもなりますが、考えがまとまらないからこその言葉です。

### 好ましくない解決策を言い出す

たとえば友だちとのトラブルに対し、「SNSで拡散する」「殴る」などと言い出した場合には、「それほど悔しいのだ」と子どもの気持ちを受け止めたうえで、行動の結果を考えられるように促します。

### がんとして譲らない

「宿題が終わっていないから」「今から行っても遅刻するから」などと、不合理とも思える主張をして「休む」と言い張ることも。強いこだわりがあると、説得は難しくなります。

### ウソをつく

そんな事実はないのに、「先生に『学校に来るな』と言われた」などとウソをつくことも。「行きたくない」と素直に言えないかもしれません。

**やめておこう**

説得・説教モードになると、子どもはますますかたくなになりがちです。

いい加減にしなさい！

こうすればいいでしょ！

### まずはゆっくり子どもの話を聞く

子どもの「学校に行きたくない」という言葉は、思うようにいかない状態であることを示しています。「思うようにいかないこと」の中身はなにか、まずは十分に子どもの話を聞き、子ども自身の思考の整理をはかります。

ただし、考えを引き出そうとして矢継ぎ早に話を進めようとすると、「気持ちをわかってくれていない」と感じさせてしまうおそれもあります。解決を急がず、ゆったりかまえて話を聞く姿勢が大切です。

▼考えを整理するポイント

| |
|---|
| ●なにを望んでいるのか |
| ●現実は、どうずれているのか |
| ●望んでいることと現実のずれを小さくする方法はあるか |
| ●あるとしたらどんな方法が考えられるか |

## 結論は急がず 子ども自身に考えさせる

「説得モード」になりがちなときにこそ、子ども自身に考えさせることが必要です。思考を整理するうちに、子ども自身が答えを見つけていくことも少なくありません。

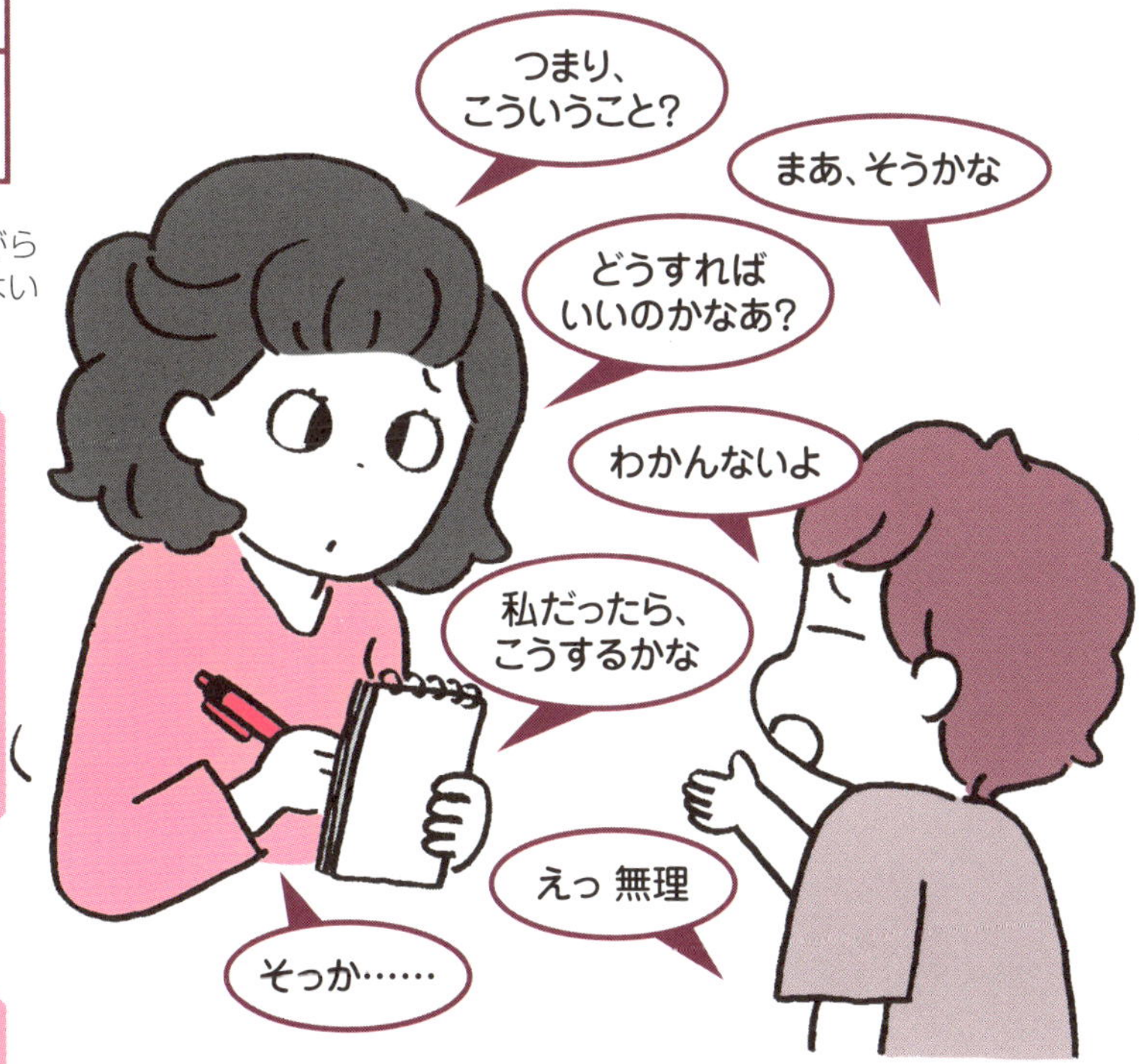
つまり、こういうこと？
まあ、そうかな
どうすればいいのかなあ？
わかんないよ
私だったら、こうするかな
えっ 無理
そっか……

メモをとりながら話を聞くのもよい

### 伝えたいことは「私」を主語にする「Iメッセージ」で

親が自分の考えを伝えたいときは、「私(I)」を主語にして、「私ならこうする」という形で話すと、押しつけがましさが減ります。

↓

### その場で結論を出さなくてもいい

子どもが納得しない場合には、いったん引き下がってみましょう。その場で結論は出せなくても、大人が投げかけた言葉について、子どもはあれこれ考えています。

←

### 子どものこだわりにはこだわらない

子どもがこだわっていることは頭ごなしに否定せず、「そっかー」と軽く流し、「で、どうする？」と次の展開につなげていきます。「こういうときは『ま、いっか』ですませられるといいね」と話しておくのもよいでしょう。

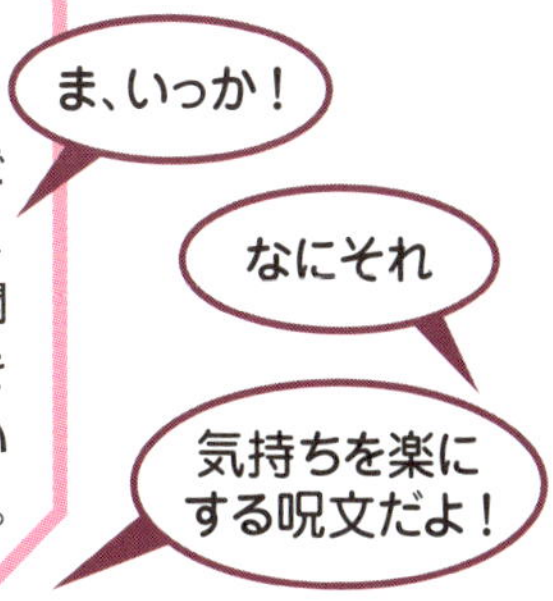
ま、いっか！
なにそれ
気持ちを楽にする呪文だよ！

# 「認めること」と「期待しすぎること」の線引きを

どちらかといえば優等生、親にとっては「いい子」「自慢の子」が不登校になることも。「過剰な期待」という重い荷を背負わせてきたのかもしれない――そんな視点も必要です。

## 子どもの肩の荷を下ろすつもりで接していく

だれからも「いい子」と認められてきた子の不登校は、周囲の戸惑いが大きいものです。受験の失敗など、なんらかの「出来事」がきっかけになる場合もありますが、見当がつかないこともあります。「息切れタイプ」などといわれ、さほど珍しい例ではありません。

自分の存在を認められることで、子どもの自尊心は高まります。「いい子」と認められ期待されてきた子どもは強さをもつ半面、「期待外れの自分」を受け入れてもらえるか、不安に感じていることが多いものです。うまくいかないときこそ、子どもの肩の荷を下ろすつもりで接していきましょう。

### 「自慢の子」ほど息切れしやすい

「いい子」であればあるほど、まわりの期待値は上がりやすくなります。「これくらいできて当たり前」「もっとできるはず」という過剰な期待に、子どもが息切れを起こすこともあります。

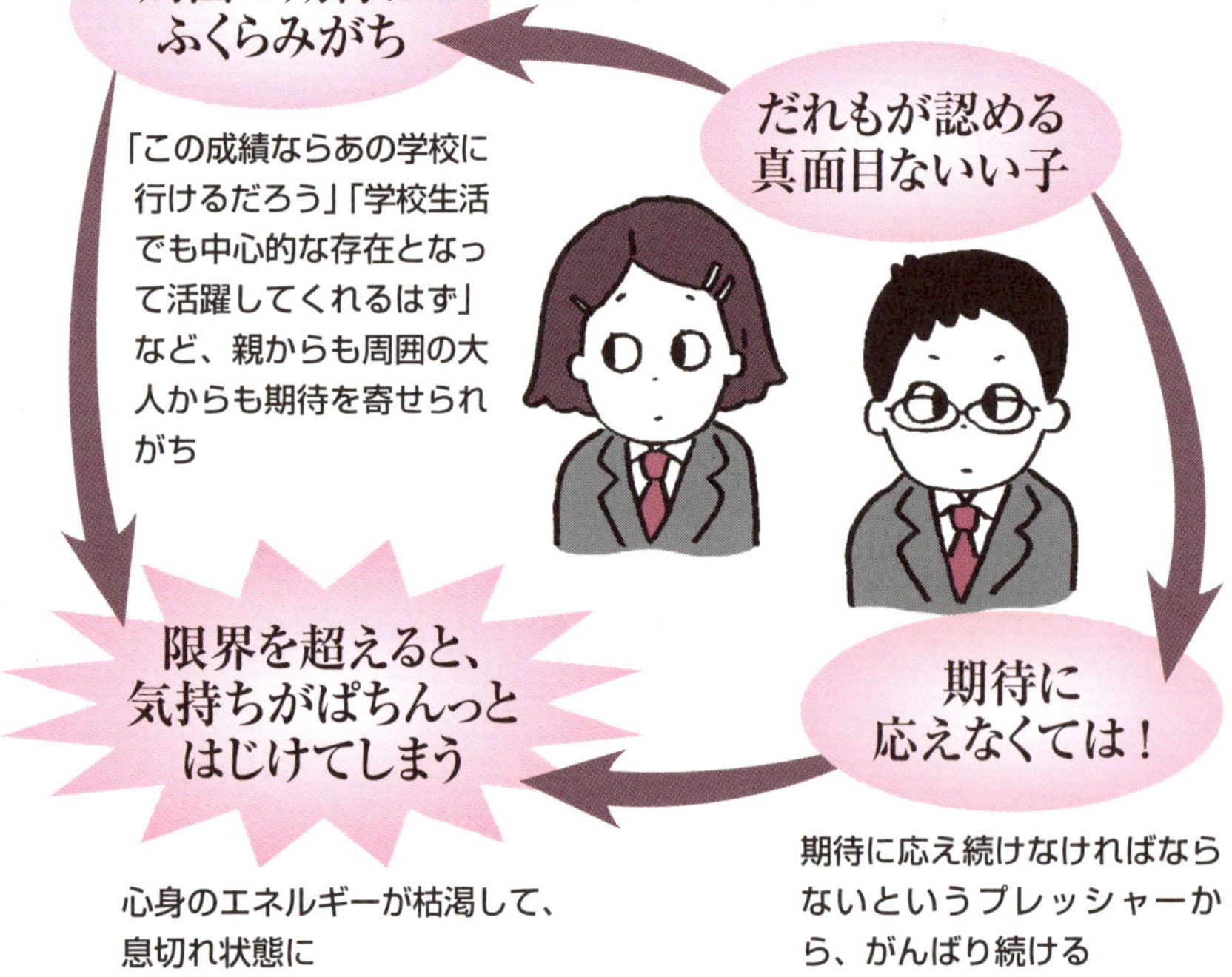
だれもが認める真面目ないい子
周囲の期待はふくらみがち
「この成績ならあの学校に行けるだろう」「学校生活でも中心的な存在となって活躍してくれるはず」など、親からも周囲の大人からも期待を寄せられがち
期待に応えなくては！
期待に応え続けなければならないというプレッシャーから、がんばり続ける
限界を超えると、気持ちがぱちんっとはじけてしまう
心身のエネルギーが枯渇して、息切れ状態に

## 過剰な期待を押しつけない

「いい子」が不登校になったことに対し、がっかりしたという思いは消せないかもしれません。しかし、「もっとできるはず」という過剰な期待は子どものエネルギーを減らし、不登校を長引かせるもとになります。大人から期待されるような子は、家庭で落ち着いて過ごし、エネルギーがたまれば自分から勉強し始めるものです。焦ることはありません。

## 「ダメな自分」も認めてほしい

子どもがまわりの期待に応えられなかったときこそ、ねぎらいを。「失敗した自分でも大切にされている」と感じることが、子どものエネルギーを満たすことにつながります。

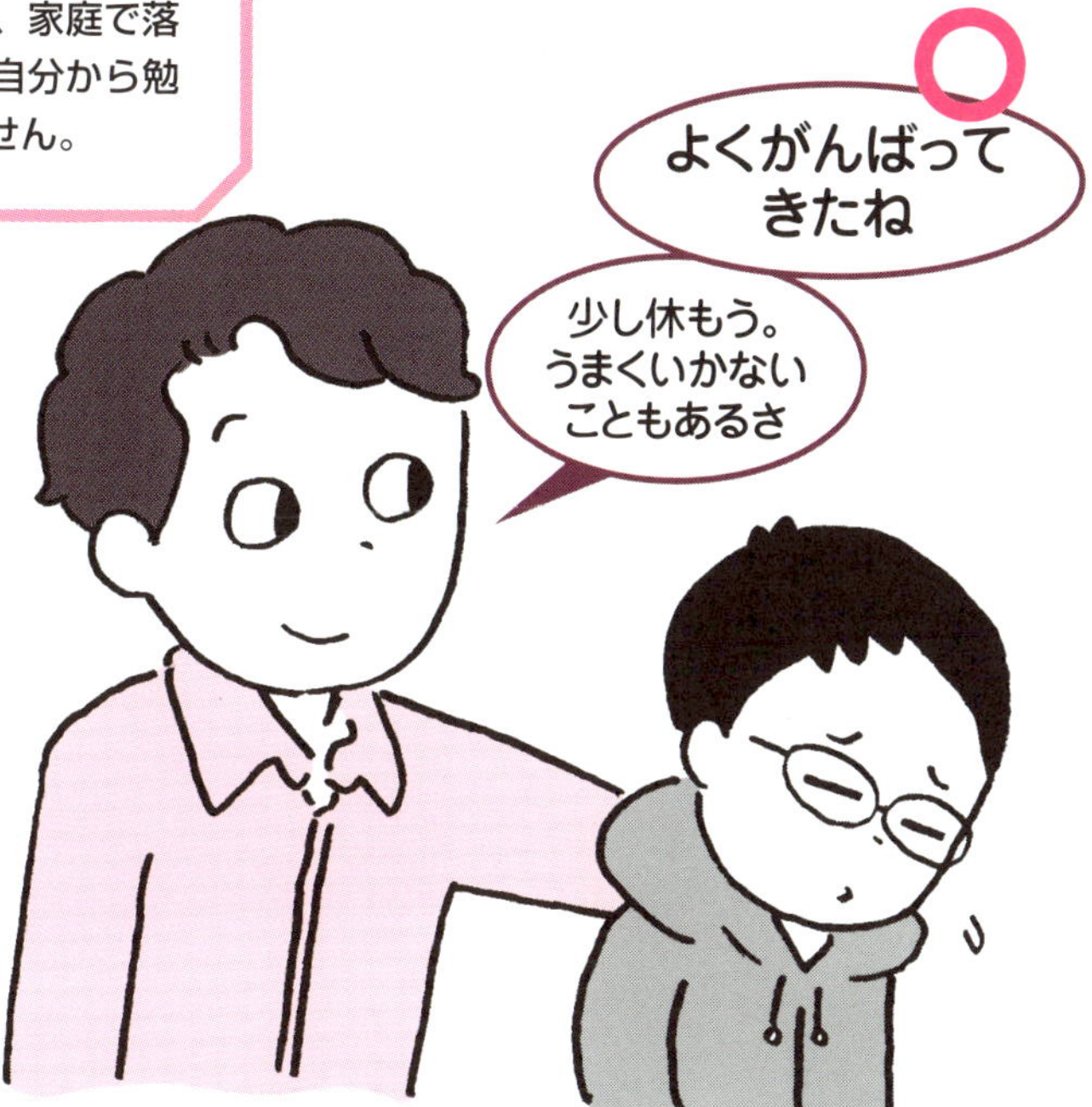

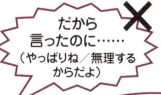

よくがんばって
きたね
少し休もう。
うまくいかない
こともあるさ


×やめておこう

もう少し、がんばってみなよ

せっかくここまでがんばってきたのだから……

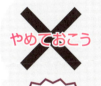

励ましの言葉は、親の期待や未練を感じさせることも。心身ともにくたびれきっている子どもにとっては、「まだがんばれと言うのか」という失望を与えます。

## 力量不足による失敗も、チャレンジしたことを認める

「もっとできるはずなのに」という過剰な期待と反対に、はたから見れば「荷が重いのでは……」と思われることに子どもが挑戦して、よい結果を残せずに挫折感を強める場合もあります。

そんなときには、「やっぱりね」などと言って追い打ちをかけないようにしてください。力量不足は本人も痛感しています。あくまでもポジティブな認め方を心がけましょう。

×だから言ったのに……
（やっぱりね／無理するからだよ）

○がんばったね
（はじめからあきらめなかったのはすごい／挑戦したんだからすばらしいよ／こういう経験は無駄にならないよ）

COLUMN

# 見逃さないで！
# 精神疾患なら治療が必要

## 休んでいるだけでは回復しにくい

　不登校が長引く理由のひとつに、精神疾患の見落としがかかわっていることがあります。

　精神疾患、つまり心の病気は、現れている症状や症状の程度などにより、医師が診断するものです。


医師がなんらかの病気と診断するような状態であれば、ただ家で休んでいるだけでは回復しにくく、さらに悪化していく危険性もあります。薬物療法を含め、適切な治療を始めることが必要です。

　気がかりな様子がある場合には、「不登校になるくらいだから」「家にずっといるから」などと思い込まず、一度、児童精神科を受診してみましょう。

▼不登校をまねくこともある主な心の病気

**うつ病**
元気がない、睡眠障害がみられるなどといった症状のほか、子どもの場合は、イライラして怒りっぽくなるなどといった症状も

**双極性障害**
うつ状態と、極端に気分がハイになる躁《そう》状態がくり返される

**強迫性障害**
特定の考えが頭から離れなかったり（強迫観念）、やめたいと思っても特定の行為がやめられなかったり（強迫行為）する状態

**統合失調症**
妄想、幻覚・幻聴、意欲の減退、感情が平板になるなどといった症状が現れる

**摂食障害**
食べない、大量に食べては吐くなどといった食行動異常がくり返し起こる

第3章

# 不登校まっただなかの過ごし方

欠席が長期化している子どもの場合、
1日の大半を家で過ごすことになります。
学校に行けないからしかたなく、という面もありますが、
自由に使える時間がたっぷりある、という見方もできます。
よりよい時間の使い方を考えていきましょう。

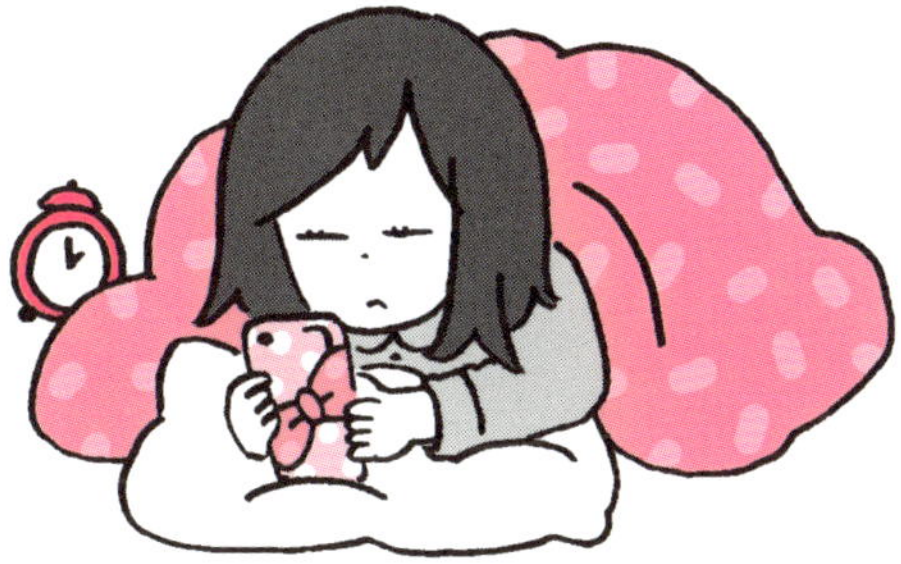

家で過ごす基本

# 登校の無理強いはしない。子どもの選択を尊重する

不登校の期間が長くなりそうな子どもに対して、「なんとか登校してほしい」という一心で働きかけを続けるのは、親子ともども負担が大きいもの。気持ちの切り替えをはかりましょう。

## 長期化はふつうのこと

学年が上がるほど、前年度から引き続き不登校という子の割合が増えていきます。とくに中学生以降の不登校は、長期化するのはごくふつうのことと考えておきましょう。

### 数ヵ月以上続くことも多い

前の学年から不登校だった子の割合は、中学１年生で３～４割、中学２年生では６割、中学３年生では７割を超えています。

▼前年度からの継続者

小学生 48.8%

中学生 58.4%

（文部科学省による）

だから……

### 「そういうもの」と考えておく

「登校させようと焦っても難しい」「回復に必要な充電期間」と割り切ってこれからの生活を考えていくほうが、気持ちが楽になります。親の気持ちが楽になると、子どもの負担も減り、回復のためのエネルギーがたまりやすくなります。

永遠に続くわけではないから、この際、楽しんで過ごそう

いっしょにいられる貴重な時間なのかも……

## 大切なのは前向きになれること

不登校の期間が長い子どもの多くは、ほとんど学校には行かず、学校以外の機関に通うこともなく家で過ごしています。とくに中学生の場合は、長引く可能性が高いものと心得ておきましょう。

子ども自身、学校に行かないでいることに引け目を感じていたり、いつかは行かなければと思っていたりもします。けれど、エネルギー切れの状態であれこれ働きかけても再登校には結びつきません。できないでいることばかりに目を向けず、まずは子どもが前向きな気持ち、ポジティブな感情をもてるようにはかっていきましょう。

## 「よりよい過ごし方」をいっしょに考える

学校に行かない、行けない理由への対応を重ねても登校に結びつかない場合、「登校させること」にこだわり続けると、親子ともども苦しさが増します。

登校しない間、よりよく過ごすにはどうすればよいか、前向きに考えられるように気持ちを切り替えていきましょう。

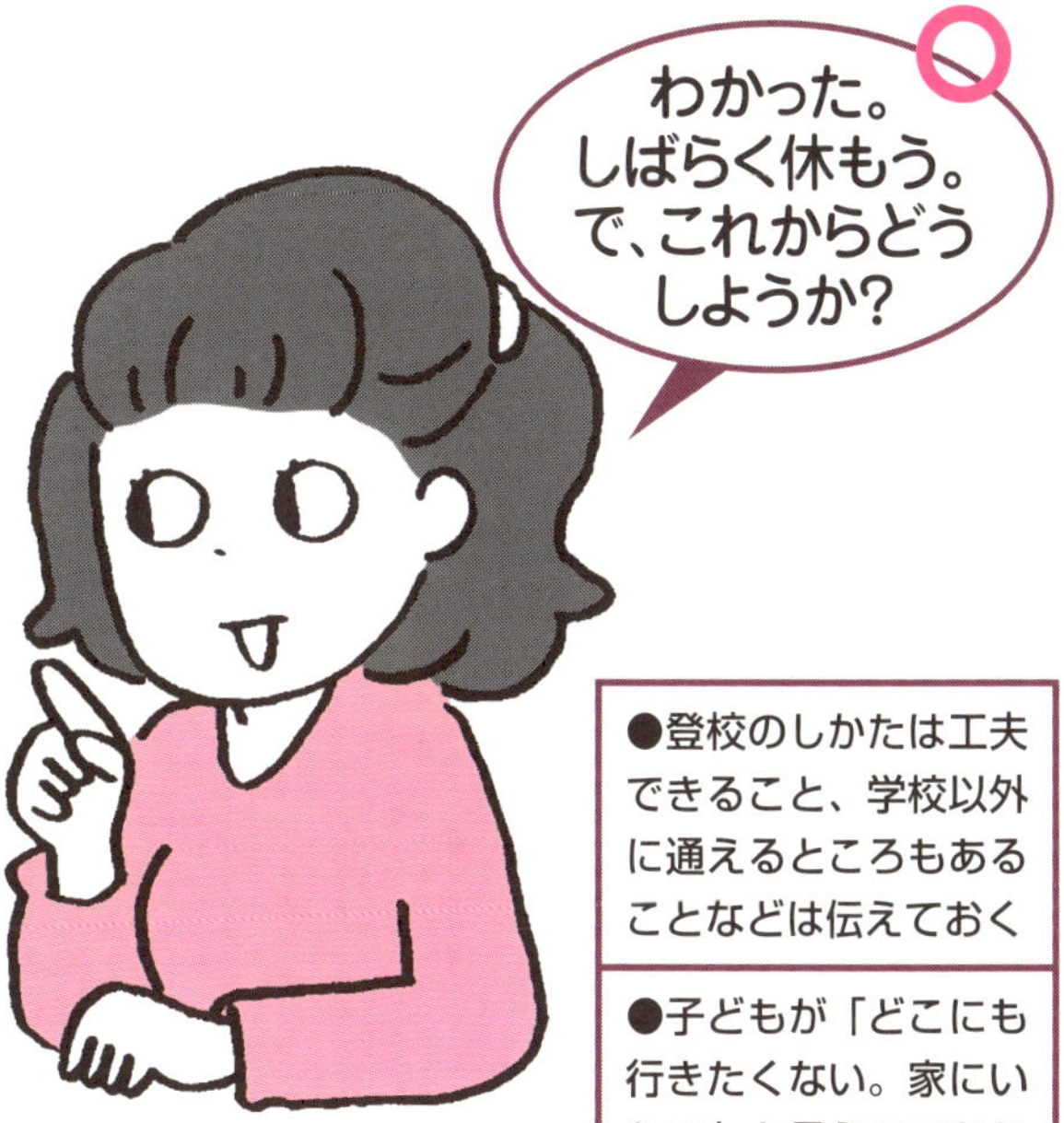
わかった。しばらく休もう。で、これからどうしようか?

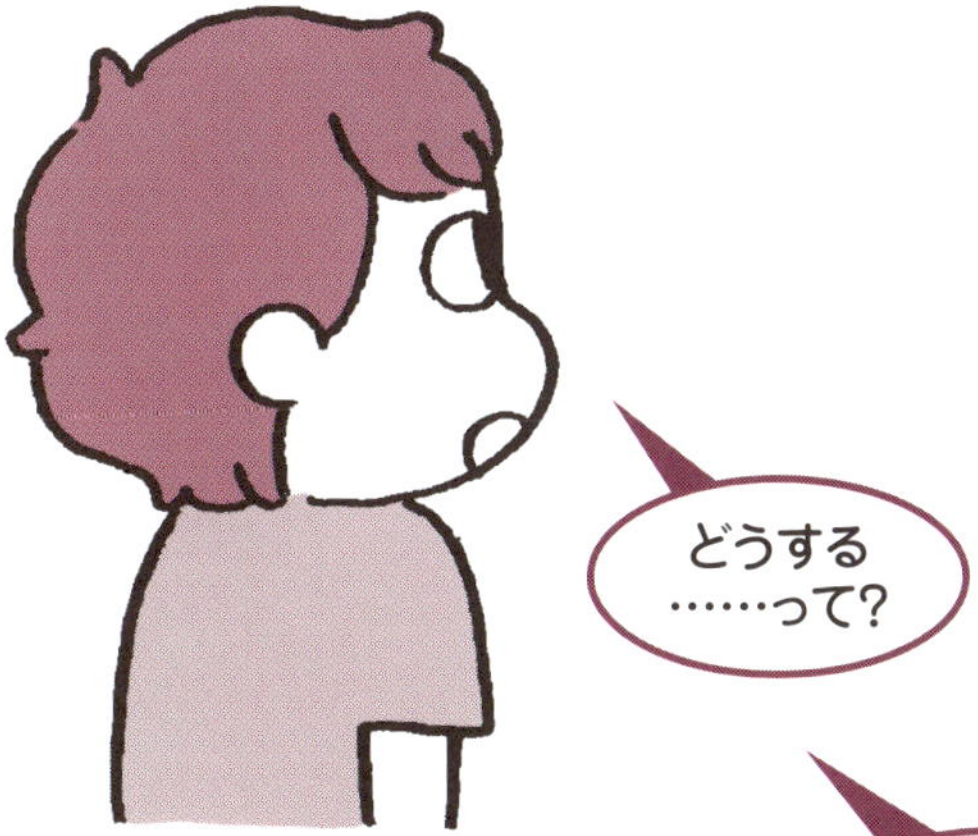
どうする……って?

- ●登校のしかたは工夫できること、学校以外に通えるところもあることなどは伝えておく
- ●子どもが「どこにも行きたくない。家にいたい」と言うのであれば、家での過ごし方をいっしょに考える
- ●「お出かけ」を提案してみるのもよい。平日、日中の外出は、子どもがためらうこともあるが、週末や長期休暇は子どもも気兼ねなく楽しめることが多い

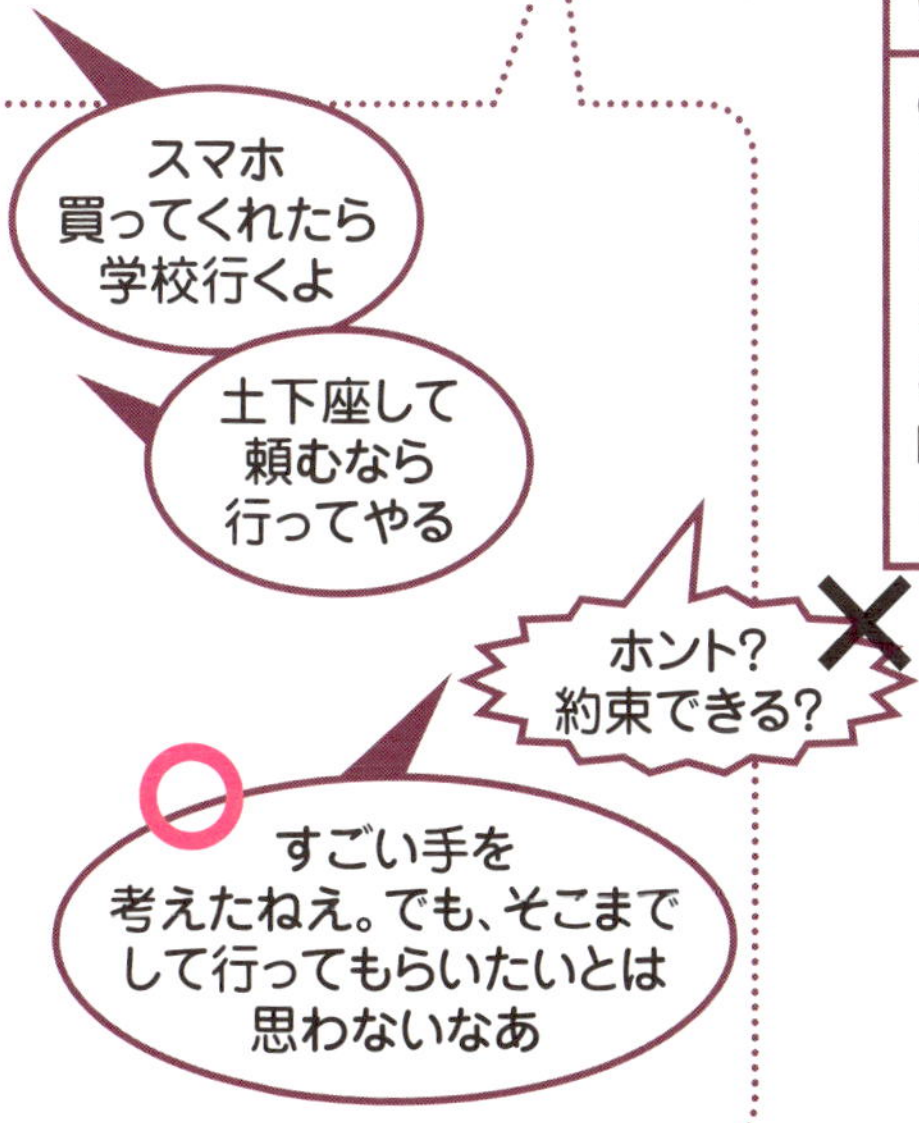
スマホ買ってくれたら学校行くよ
土下座して頼むなら行ってやる
ホント? 約束できる?
すごい手を考えたねえ。でも、そこまでして行ってもらいたいとは思わないなあ

### 子どもからの「交換条件」には乗らないほうがよい

学校に行かせたいという親の本心を見透かして、子どもが「交換条件」を出してくることもあります。

条件をのんだからといって登校する保証はなく、むしろ願いが叶った時点で約束はほごにされると思っていいでしょう。「○○してくれたら学校へ行く」には絶対、乗ってはいけません。第一、登校する・しないは本人の問題で、親のために「行ってやる」ものではありません。

学校とのつながり

# 家庭訪問は「楽しい時間」にするのがいちばん！

登校を迫るような接し方は避けたほうがよいものの、学校とのつながりが不要というわけではありません。子どもが戻ろうという気になったとき、スムーズに戻れるようにしておきます。

## 学校とのつながりの保ち方

卒業するまで、在籍する学校との関係は保ち続けます。

### できれば子ども自身も出向く

ほかの子どもに会わない時間帯なら登校できそうという場合は、子ども自身が放課後などに、お知らせのプリントや、課題などを受け取りに学校へ行くとよいでしょう。

子どもと親、担任の先生との三者面談の機会が設けられることもあります。可能なら、いっしょに出向きましょう。

### 家庭訪問をお願いする

子どもが出かけられない状態の場合、学校側から家庭訪問を提案されることもあります。提案を待つだけでなく、親から担任の先生に家庭訪問をお願いしてもかまいません。日時、頻度などの希望を伝え、検討してもらいましょう。

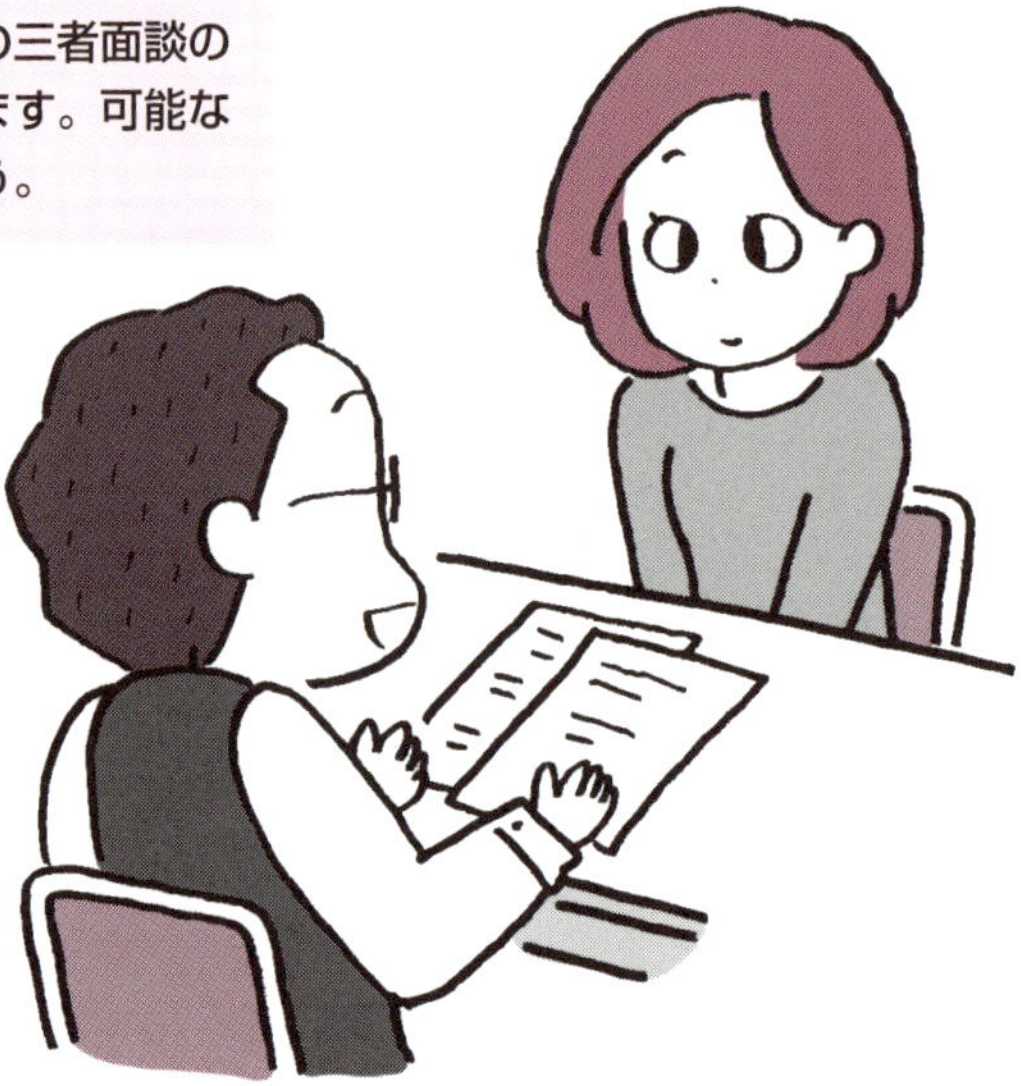

### 保護者が学校へ行く

子どもが出かけられないようなら、親がプリント類などを受け取りに、定期的に学校に出向くようにしましょう。子どもの前では話しにくい相談をする機会にもなります。

保護者会、PTA 活動などについては、ほかの保護者と顔を合わせたくないという思いが強ければ、無理して参加しなくてもよいでしょう。

### 学校とのつながりは保ち続けたほうがよい

「学校に行きなさい」というストレートな働きかけは、子どもを追いつめることになりかねません。しかし、なんらかの形で学校とのつながりを保ち続けておくことは大切です。

子どもが家に閉じこもったまま

であれば、家庭訪問をお願いしてみるのもよいでしょう。

先生と会うことを子どもがいやがる、家に来てもらうのは避けたいなどということであれば、保護者が学校を訪れる形でもかまいません。

## 家庭訪問を「次」につなげるポイント

親が希望していても、子どもは先生の家庭訪問をいやがることがあります。先生が帰ったあと、暴れたり体調を崩したりするほどであれば訪問は断ってもかまいません。ただ、断る前に「楽しく過ごせる時間」にしたい旨、相談してみるとよいでしょう。

### ✕ 学校・勉強の話題ばかり

家庭訪問時に学校や勉強についての話題を出されるだけでは、次第に子どもがいやがるようになりがちです。

最近はどう？

どうっていわれても……

この間の運動会、うちのクラスが優勝したんだよ

はあ……

そのあと定期考査があってね

……

とにかく学校においでよ！みんな待ってるよ！

……

### ○ 「今」を楽しむ時間にする

「子どもが先生の訪問を楽しみにしていること」が継続の鍵です。学校の話題は手短に、あとは子どもが最近、関心のあることを話したり、いっしょに遊んだりして楽しく過ごせるよう、親のほうからもお願いしてみましょう。

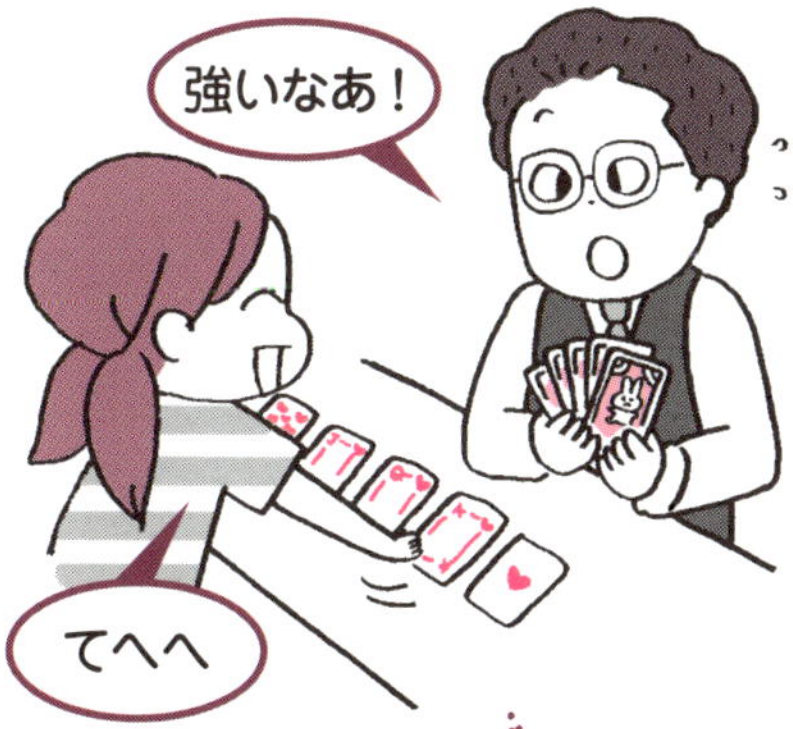

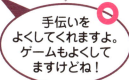


### 子どもの前では、子どもの「よいところ」を話すようにする

親から先生に子どもの近況を報告する場合は「よいところ」を中心に、困っていることはさりげなく、を心がけます。

子どもが先生に会おうとしないときも同様です。学校のことや、自分がどのように思われているのか、子どもは気にしています。先生と親の話を聞いていることが多いので、訪問時の話題は選んだほうがよいでしょう。

✕ ゲームばっかり。取り上げようとするとモノにあたって困ります

↓

○ 手伝いをよくしてくれますよ。ゲームもよくしてますけどね！

問題になりやすいこと

# 「ずっと家にいる」ことで新たな悩みが生じやすい

不登校を「回復のために必要な期間」ととらえてはいても、一日中、子どもが家にいる生活が続くことで、親は新たな悩みをかかえるようになることもあります。

## 家にいることで起こりやすいこと

家に長くいる子どもに起こりやすい「困ったこと」への対応に苦慮している場合には、医療機関をはじめ、外部に相談することが大切です。

### 生活リズムがめちゃくちゃ

生活リズムの乱れは、不登校のきっかけにもなりますが、不登校が続くうちに完全に昼夜逆転し、ますます登校しにくくなるということもあります。一定のルールをつくりましょう（→ P50～53）。

楽しみにしていることがあれば簡単に起きられたりもします。朝食に好きなものを出す、朝のテレビ番組を見るなどといったことも、ささやかですが「楽しみ」になりえます。

ただ、身体的な要因で、朝、起きにくいこともあります。とてもつらそうなら、一度、小児科で相談してみましょう。

### 起立性調節障害とは?

自律神経がうまく働かず、脳に十分な血液が行き渡らないことで生じる体の病気です。必要に応じて、薬が処方されることもあります。

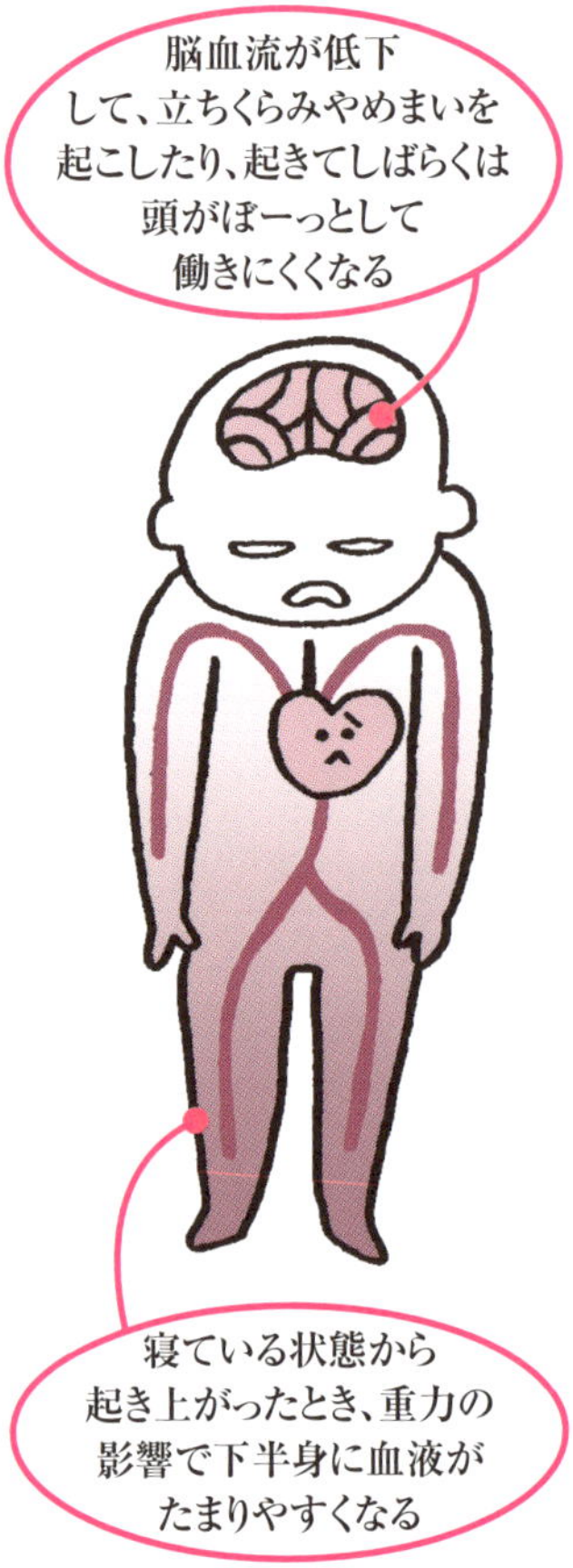

脳血流が低下して、立ちくらみやめまいを起こしたり、起きてしばらくは頭がぼーっとして働きにくくなる
寝ている状態から起き上がったとき、重力の影響で下半身に血液がたまりやすくなる


自律神経がうまく働いていれば、体の血管がギュッと収縮して、脳にすばやく血液を送り込むことができる

### 勉強せず好きなことしかしない

エネルギー切れの状態では、勉強にまで気持ちが向かないものです（→ P19、37）。好きなことがあるのは強みでもあり、一概に問題とはいえません（→ P56）。

## 「行ける高校なんてない」は禁句

子どもが中学生の場合、親は登校してほしい、勉強してほしい気持ちから、厳しい言葉ではっぱをかけることがあります。しかし、子どもはただでさえ進路に不安をかかえていますし、世間を知りません。「本当に高校には行かれない」ととらえます。前向きにするどころか、エネルギーを減らす対応です。

×

このままじゃ、行ける高校なんてないわよ！

## 自室にひきこもり、家族との会話も避ける

まったく外出せず、先生の家庭訪問や来客も拒むばかりか、家族と食卓を囲むことを避けるなどということも。子どもの不安をあおるような接し方をしていないか、今一度、ふりかえってみましょう。

▼こんなことがいやなのかも

- ●学校や勉強のことがくり返し話題に出ること
- ●だれかとくらべられること
- ●将来への不安をあおられること
- ●腫れものにさわるように、気をつかわれること　など

## 不潔な状態が続く

家に閉じこもっていると、着替えない、風呂に入らない、歯を磨かない、爪を切らない、髪も伸ばしっぱなしなど、不潔になっていくことがあります。

口うるさく注意しても変わることは期待できませんが、出かける、人と会う予定があるなど、必要に迫られればなんとかします。それまでは放っておくしかありません。

ただし、不潔であること以外に妄想めいたことを言うなど気がかりなことがあれば、医療機関の受診も考えます。

## 子どもを追いつめないようにする

学校にも学校以外の機関にも行かず、一日の大半を家で過ごしている場合、家族以外の人と直接顔を合わせる機会は減ります。インターネットを介したつながりはあっても、実際に言葉をかわすのは家族だけ、ということも少なくありません。

心配が募るのも無理はありませんが、「前向きに」という原則は忘れず、子どもを追いつめるような会話はしないように心がけていきましょう。

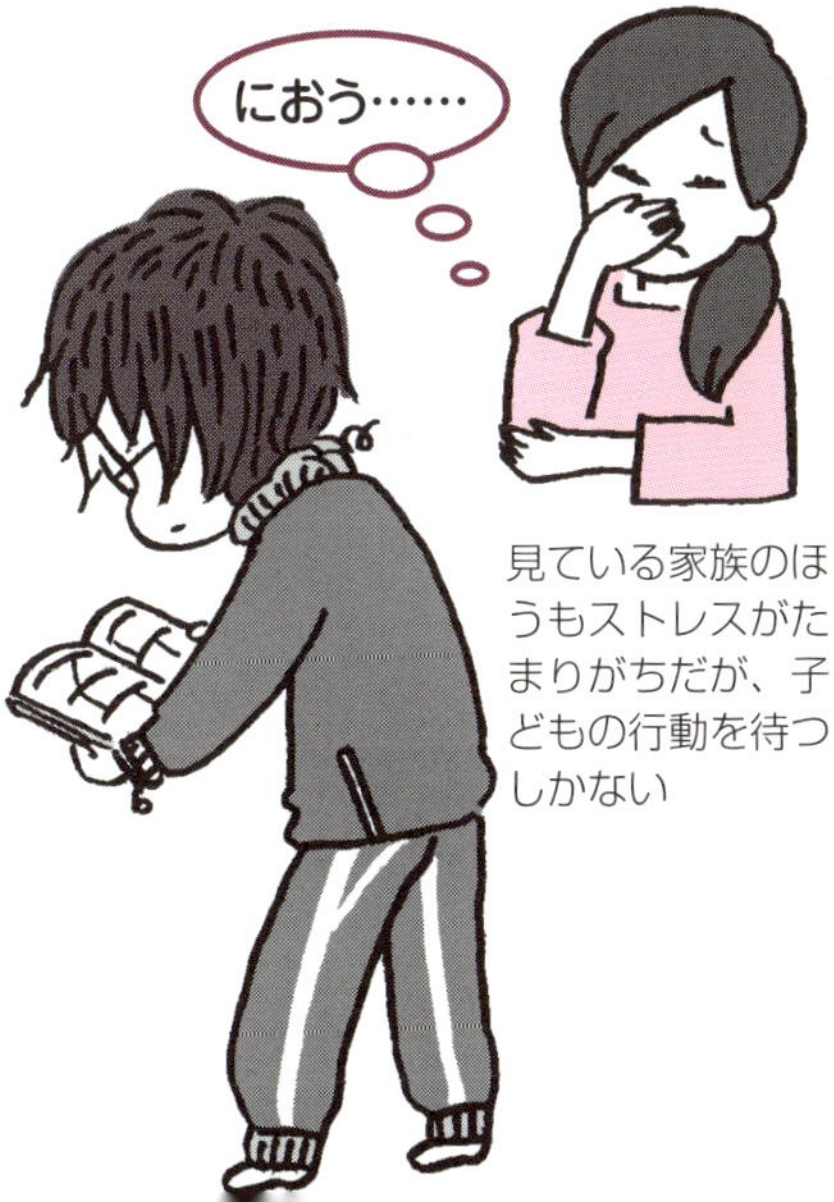


見ている家族のほうもストレスがたまりがちだが、子どもの行動を待つしかない

ルールを決める①

# 生活面では最低限のルールだけ決めて守る

回復に必要な休暇期間と割り切るにせよ、なにも決めずに過ごしていると、子どものエネルギーはうまくたまっていきません。最低限のルールは決めておきましょう。

## これくらいは決めておこう

生活面のルールは事細かに決めると、「絵に描いた餅」に終わりやすくなります。最低限のことだけ決めておき、それだけはきちんと守らせるようにします。

### 起きる時間

出かける予定がある日もない日も、起床時間は決めておきましょう。起きたら朝食まで食べさせます。そこまで守れば、生活リズムは整いやすくなります。昼寝をしているかもしれませんが、そこは子どもに任せましょう。

### 決まった時間にカーテンを開ける

起こそうとしても子どもが起きない、共働きで子どもが起きてくるのを待てないときは、カーテンを開けるなどして、朝日を部屋に入れるだけでもかまいません。

朝、光を浴びることで体内時計はリセットされます。その大切さを説き、何時になったらカーテンを開けるか、子どもといっしょに決めておきます。

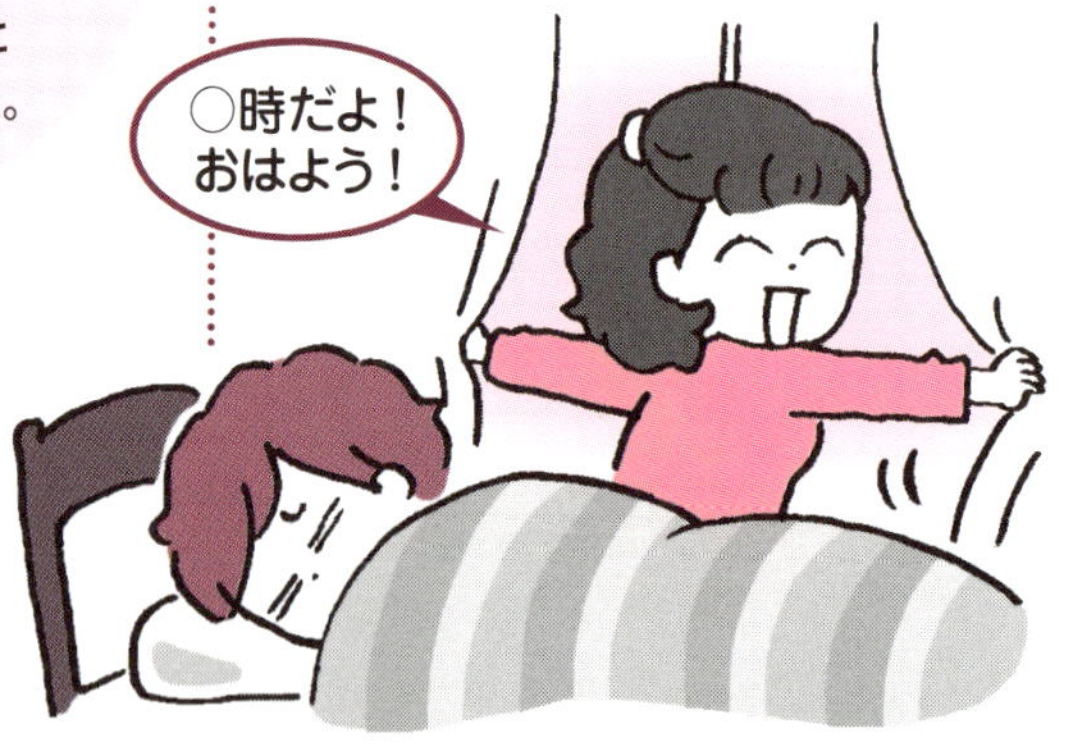


### ネット・ゲームとのつきあい方

今の時代、子どもでもインターネットやゲームに一切触れずに生活するのは難しいのが現実です。一定のルールを決めておきましょう（→P52）。

### 1日に「これだけ」はやっておくこと

「郵便物を取りに行く」「洗濯物を取り込む」など、毎日の手伝いを具体的に決めておくのもよいでしょう。

### 帰宅時間・連絡方法など

出かける元気がある子であれば、帰宅時間（門限）や、「○時までに必ず連絡を入れる」などと決めておくとよいでしょう。

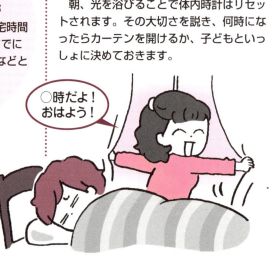

## ルール設定・運営の基本

最低限のルールでも、子どもが進んでやりたいとは思わないこと、あるいはやりたいことを制限するようなルールを守らせるのは容易ではありません。

ルール設定の段階から、ひと工夫が必要です。

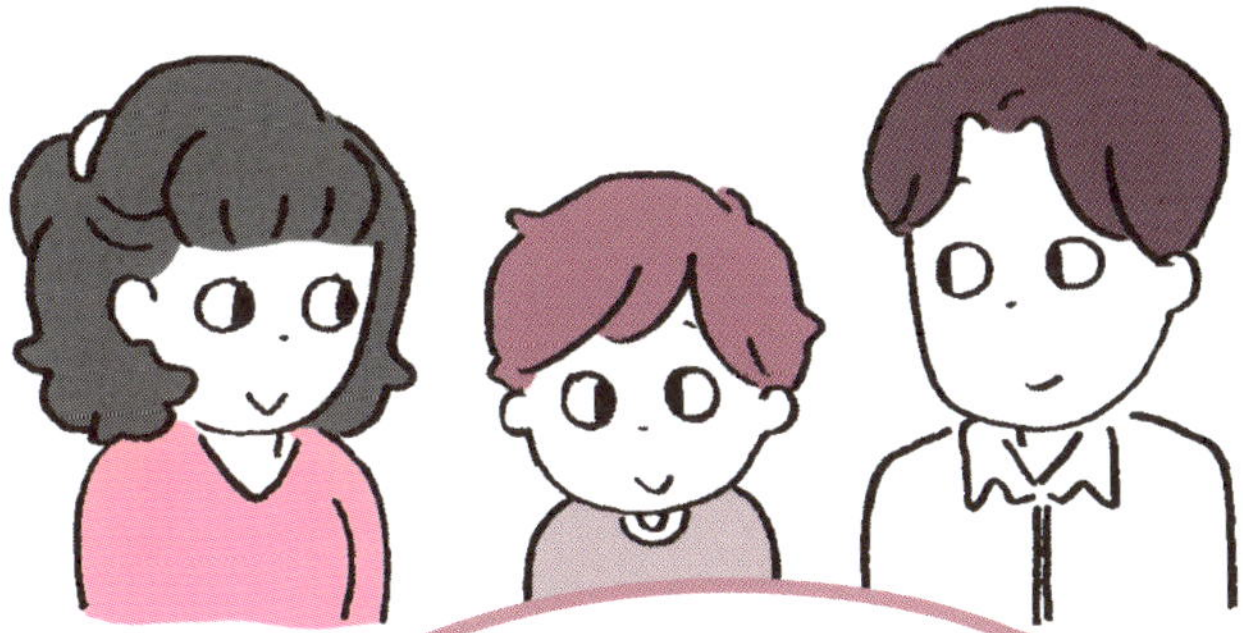

### いっしょに決める

自分が納得できないルールは、守れません。親が「こうしてほしい」と一方的に示すのではなく、子どもといっしょに決めます。子どもの主張は否定せず、最後まで聞きましょう。そのうえで妥協点を見つけ、ルールとします。

### 決めたら守る

一度決めたルールは徹底して守らせます。そのためにも、子ども自身が納得できるルールを決めることが大切です。

### 守れなかったときには「ごほうびなし」を徹底する

ルールを守れなかったのに、ごねれば守ったときと同様の「ごほうび」が得られるとわかれば、ルールを守ろうというモチベーションが下がってしまいます。

### 守れたら「ごほうび」

一定期間、ルールを守ることができたら「ごほうび」があると決めておくのは、子どものモチベーションを上げるよい方法です。

▼ごほうびの例

| | |
|---|---|
| ○ | 子どもが好きなものの食べ放題／子どもが好きなイベントへの参加／週末に遠出をする　など |
| × | ゲーム関連のものなど、ルールを守りにくくするものの購入／現金など |

## 起床時間を守ることが基本

時間割りのない生活は、ともすれば昼夜逆転になりがちです。朝起きる時間を決め、これを守るようにすることは、よりよく過ごすための大切なポイントです。

朝、起きられるようにするには、ネット・ゲームとのつきあい方を見直さなければならないことも多いでしょう（→P52）。

細かなルールは必要ありませんが、最低限のルールは決めておき、これを徹底して守るようにするのがおすすめです。

ルールを決める②

# ネット・ゲーム類と上手につきあえるようにする

インターネットやゲームとのつきあい方は年齢を問わず難しいものですが、家にいる時間が長い子どもであればなおさらです。一定の制限を課すことが必要です。

## ネット・ゲームの功罪

今やインターネットなしの生活は考えにくいという人も多いでしょう。ゲームは娯楽のひとつとして広く親しまれています。一方で魅惑的なものだからこそその問題点もあります。

**楽しい！便利！役立つ！**

インターネット上では、あらゆる情報がいながらにして得られます。その気になれば、学習に役立てることもできます。「仲間」もたくさん見つかります。リアルな友だちより、つきあいやすいと感じても不思議ではありません。

**依存性が高い**

「やりすぎ」とわかっていても自分ではやめられない状態が依存です。生活面に悪影響が及ぶだけでなく、身体的な不調の原因になることも。その程度がいちじるしければ「ゲーム障害」という病気として認定されることもあります※。

とくにネットにつないでおこなうオンラインゲームはエスカレートしやすく、勝手に課金するなど、金銭的なトラブルのもとにもなります。

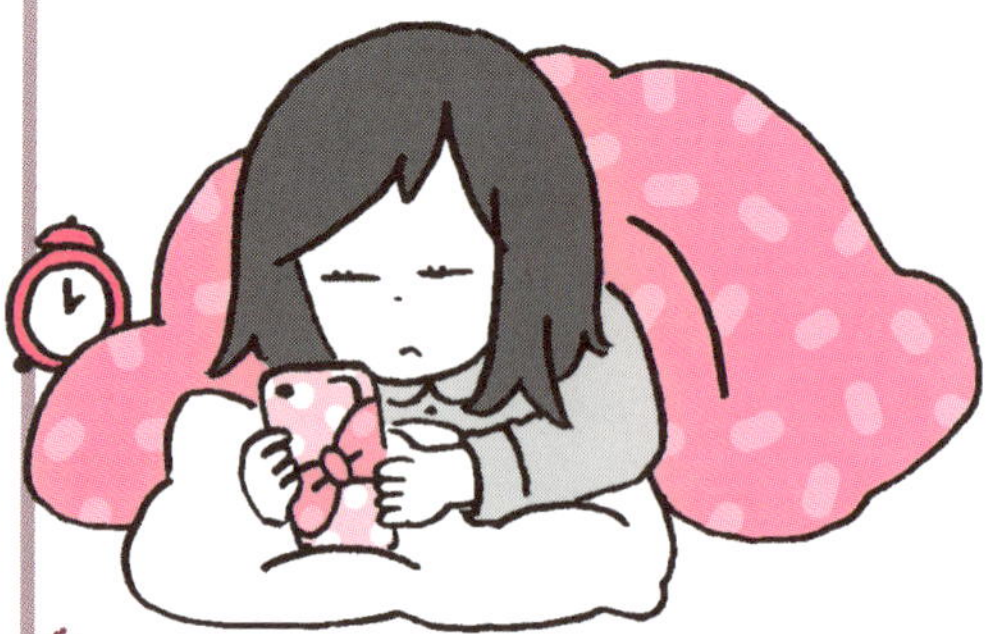

### ゲームと勉強は分けて考える

親は「ゲームばかりしているから勉強しない」と考えがちですが、勉強に気持ちが向かない子どもは、ゲームを制限して勉強させようとしても身が入りません。

依存防止にゲームの制限は必要ですが、それと勉強とは分けて考えます。ゲームから離れる間、勉強を強いるより、リアルな世界で楽しいことを見つけていくほうが、子どもの前進につながりやすいでしょう。

※詳しくは講談社健康ライブラリーイラスト版『ネット依存・ゲーム依存がよくわかる本』（樋口進監修）をご覧ください。

## 家族ぐるみで使い方の見直しを

かつては、子どもはエネルギーがたまってくれば「暇だ」と感じ、登校したり、外に目を向け始めたりすることが期待できました。ところがインターネット・ゲーム類

## ルールなしの利用は危険

依存性の高さゆえ、制限なしに利用させるのは、やはり危険です。

### ルール設定・運営の原則はほかのことと同じ

親子でいっしょに相談のうえルールを決めること、守れたら「ごほうび」、守れなかったら「ごほうびなし」の原則は、ほかのことと同様です（→ P51）。

●使用時間や充電器の置き場所／フィルタリング※の設定のしかた／保護者のチェックのしかた　など

※アクセス制限

### 「○時から○時まで」と時刻で区切る

使用時間の制限は「○時間」とするより、「○時まで」とするほうが明快で、生活リズムも整いやすくなります。時間になったら機器ごと親に渡す、スマートフォンなら時間制限をかけるアプリをダウンロードするなど、物理的に使用できない状態にするのがおすすめです。

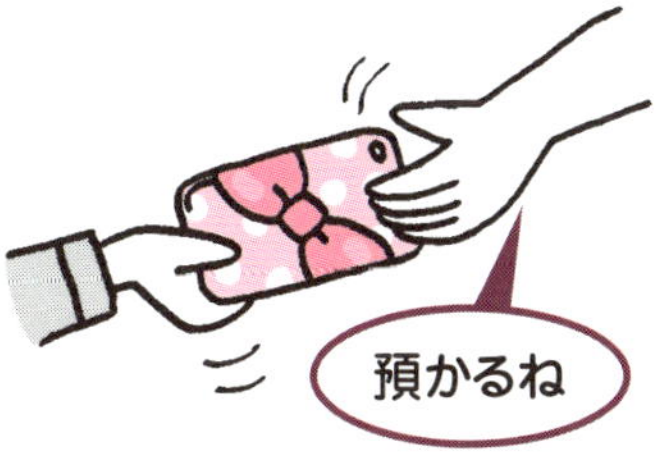


「これから」ならば……

## 与える段階でしっかり合意形成を

ゲーム機やスマートフォンは、買い与えないというのも選択肢のひとつです。購入する場合には、親子で設定のしかた、使い方などについてきちんと合意形成しておきます。スマートフォンについては、保護者が管理しやすいものを選びましょう。

### ペナルティも設定しておく

ルールを守れたときの「ごほうび」のほか、守れなかった場合にペナルティを設定しておくと、さらに守りやすくなります。

●翌日は充電器を渡さない／一定期間、預かる時間を長くする　など

### 完全に取り上げることは避ける

学校に行っていない子どもは、インターネットでつながる世界が、自分にとっての世界のすべてと感じていることもあります。

機器を取り上げるなどといった形でのペナルティは、やめたほうがよいでしょう。自分の世界が破壊されたようなショックを与え、暴言・暴力などを誘発するおそれもあります。

が普及した今の時代、子どもは「暇」を感じにくく、それが不登校を長引かせる一因にもなっています。だからこそ、一定の制限は必要です。

家に閉じこもりがちだからこそ、インターネットは自由に使わせたいという考え方もあるでしょう。ただ、上手につきあうには一定の時間は機器から離れることが必要です。子どもだけに制限を課すのではなく、家族ぐるみで見直しましょう。

ほめる機会を増やす

# 「お手伝い」は親にも子にもメリットあり

子どものポジティブな気持ちを引き出すには、ほめること、「いいね！」と認めることが有効です。手伝いをさせることで、ほめる機会をどんどん増やしていきましょう。

### よい行動を習慣化させる「いいね！」

最低限のルールは守っていても、学校を休んでいる子には自由な時間がたくさんあります。ゲームなど、親にとって好ましいと思えないことばかりに時間を費やしている姿をみると、ついつい否定的な物言いをしがちです。

しかし行動習慣を変えるには、ダメな行動を否定するより、望ましい行動をほめ、「いいね！」と認めることをくり返すほうが役立ちます。なにに対するほめ言葉なのか、具体的に伝わるように心がけましょう。

「どこもほめようがない」と感じているならば、ほめられるようなことをさせればよいのです。無理なくできることはどんどん頼んで、ほめる機会を増やしましょう。子どもにやってもらうことが増えれば、親の負担は減ります。ほめる側にもメリットはあるのです。

### 「ダメ出し」で子どもは動かせない

ある行動や状態を叱られたり、否定されたりすると、かえってそれにこだわり、むしろ増幅していくことがあります。

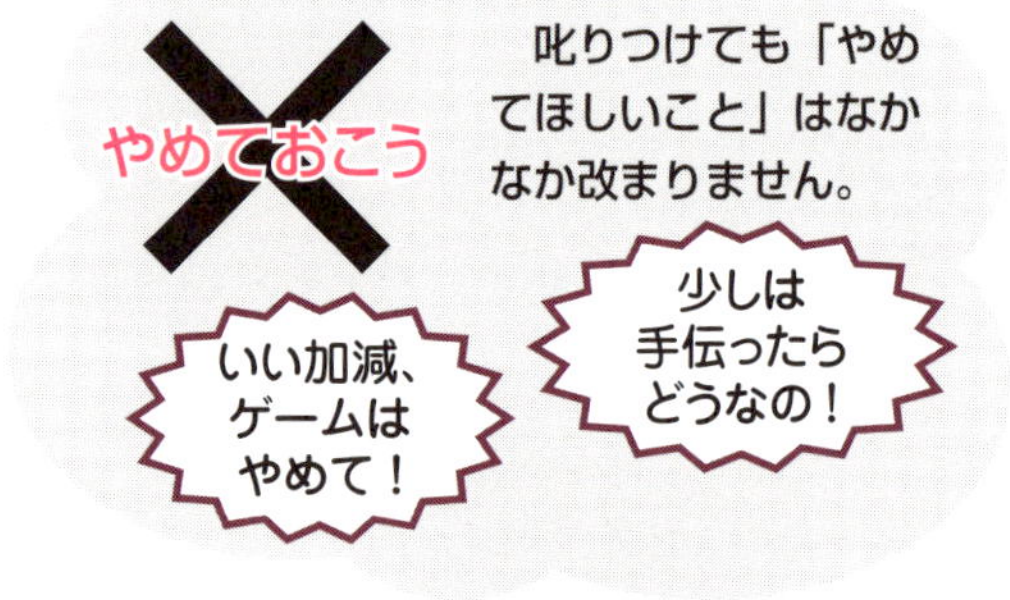
やめておこう
少しは手伝ったらどうなの！
いい加減、ゲームはやめて！

叱りつけても「やめてほしいこと」はなかなか改まりません。

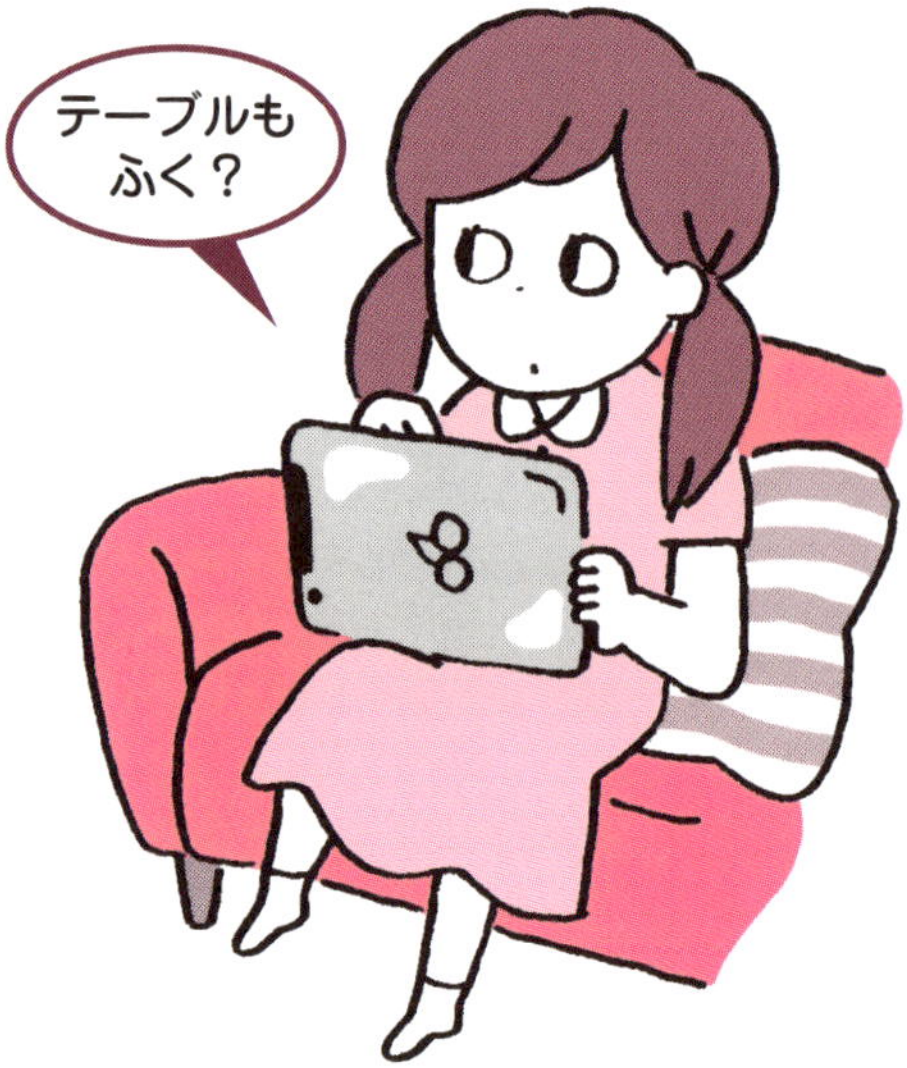
テーブルもふく？

## 手伝いを頼んで「ほめる」機会を増やす

「家のことを手伝っている」というのは、子どもにとっては自慢できることです。自分にできることがあると感じること、自分がしたことで感謝されるという経験を重ねることが、子どもの自信につながります。

●洗濯物を取り込む／トイレットペーパーの補充／炊飯の準備／新聞や郵便物を取ってくる　など

### すぐにできる簡単なことを頼む

あれこれ指示が必要な頼みごとは、何年も家事をこなしてきた大人といきなり同じようにはできないもの。ごく簡単な作業を頼むほうが、ほめるのは簡単です。

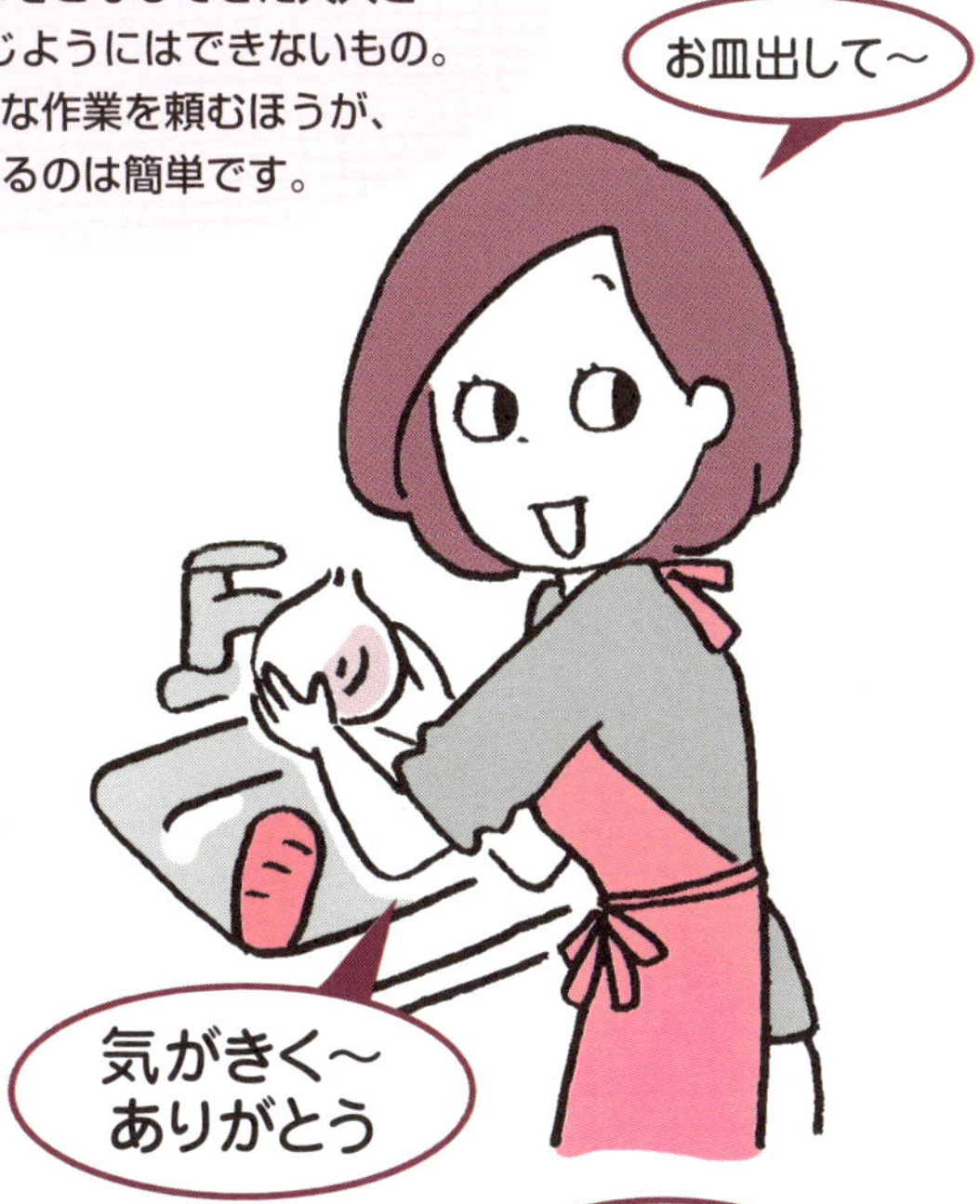

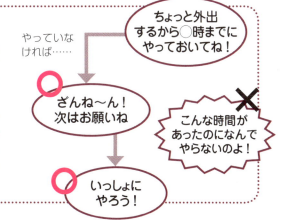


### すぐにほめる、具体的にほめる

手伝ってくれたら、すぐに「ありがとう」と言う、指示されなくても自発的にとった行動に対しては、「～してくれたんだ。ありがとう」と伝えるなど、「なにをほめているのか」が具体的に伝わるようにしましょう。

すごいね

助かるなあ

それ、いいね！

ほめ言葉のバリエーションを増やそう

### 腰が重いときは……

ゲームなどをしていると、頼んでいてもすぐに動かないもの。そんなときは「私が帰るまでにやっておいて」などと時間に猶予をもたせます。帰宅前に連絡を入れて確認してもよいでしょう。

それでもやっていないとき、怒るよりまずは軽めに流します。そのうえで、ゲームやネットから離れたタイミングで声をかけると、子どもが乗ってくることもあります。粘り強くほめるチャンスをつくりましょう。

ちょっと外出するから◯時までにやっておいてね！

やっていなければ……

○ ざんね～ん！次はお願いね

× こんな時間があったのになんでやらないのよ！

○ いっしょにやろう！

「楽しい」を増やす

# 子ども自身の「好きなこと」から世界を広げる

楽しいこと、好きなことは、ポジティブな気持ちを高めてくれます。ポジティブな気持ちは、心のエネルギーになります。子どもの「好き」という気持ちは尊重しましょう。

## 頭ごなしに否定しないで!

子どもの興味の対象には共感できない、ということもあるかもしれません。共感はできなくても、「こんなもの」と否定するのは避けます。

自分が大切に思っていることを否定されれば、その人の話は素直に聞けなくなります。大人でもそれは同じではありませんか？

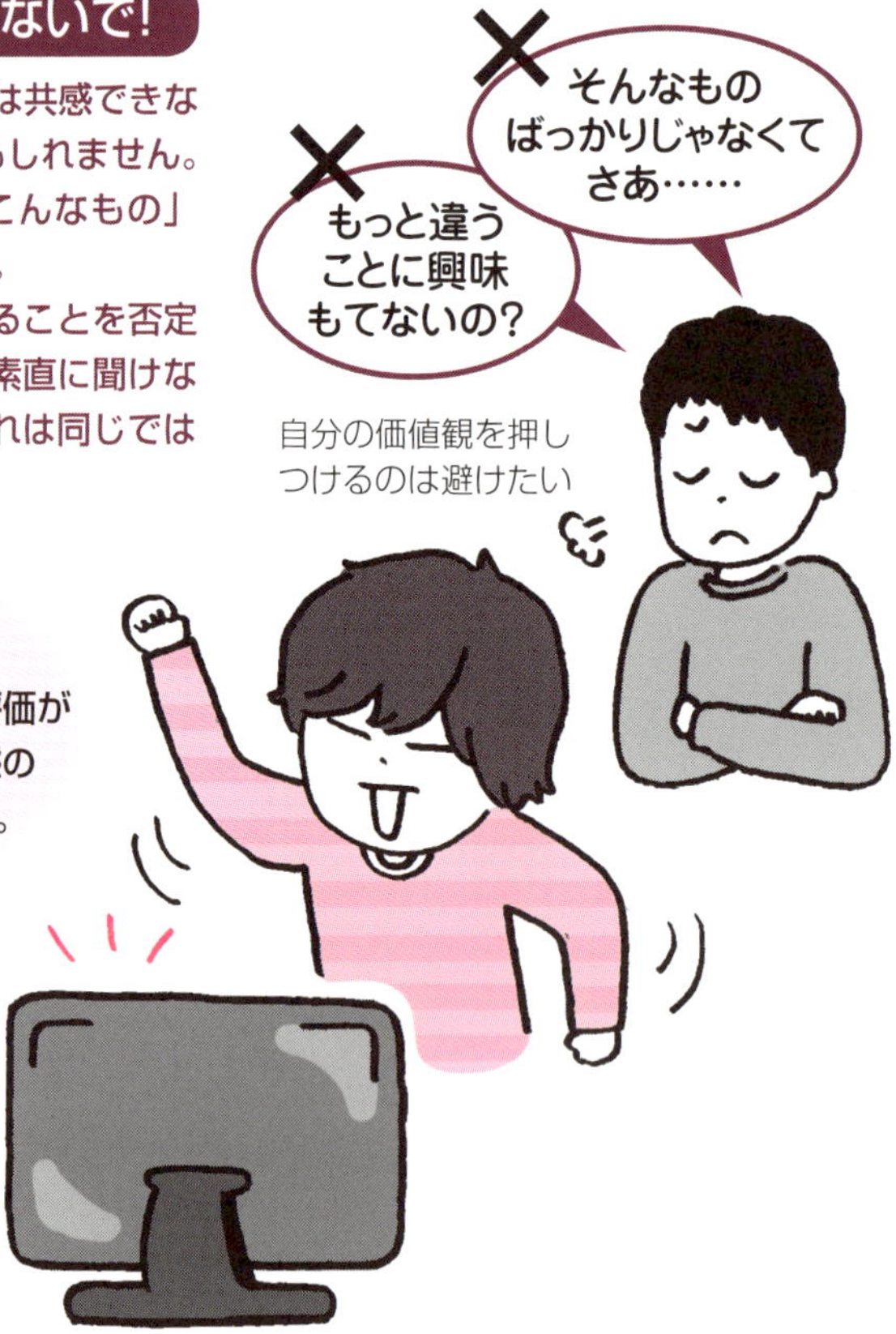
そんなもの
ばっかりじゃなくて
さあ……
もっと違う
ことに興味
もてないの?
自分の価値観を押しつけるのは避けたい

**漫画**
→世界的にも評価が高い表現形態のひとつです。

**アニメ**
→日本の重要な知的コンテンツのひとつであり、一大産業です。

**アイドル大好き**
→歌、ダンス、ファッション、海外のアーティストならその国の言葉など、さまざまな方面に関心を広げていくことは可能です。

**動画サイト**
→著名な配信者となることが「将来の夢」という子もたくさんいます。

**〇〇オタク**
→鉄道、歴史、ミリタリー系など、限られた分野ながら驚くほど深い知識をもつ子は少なくありません。

## 「好き」から世界は広がっていく

共感を示されれば、その人の言葉には耳を傾けたくなります。「好きであること」を認められれば、自信をもって追求したくなります。子どもの「好きなこと」を尊重する姿勢が、子どもの世界を広げることにつながっていきます。

好きなことは知りたくなる

↓

自分が「知りたい」と思ったら、学習する意欲が高まる

↓

調べるうちに、新たな興味がわいてくる

↓

世界が広がっていく

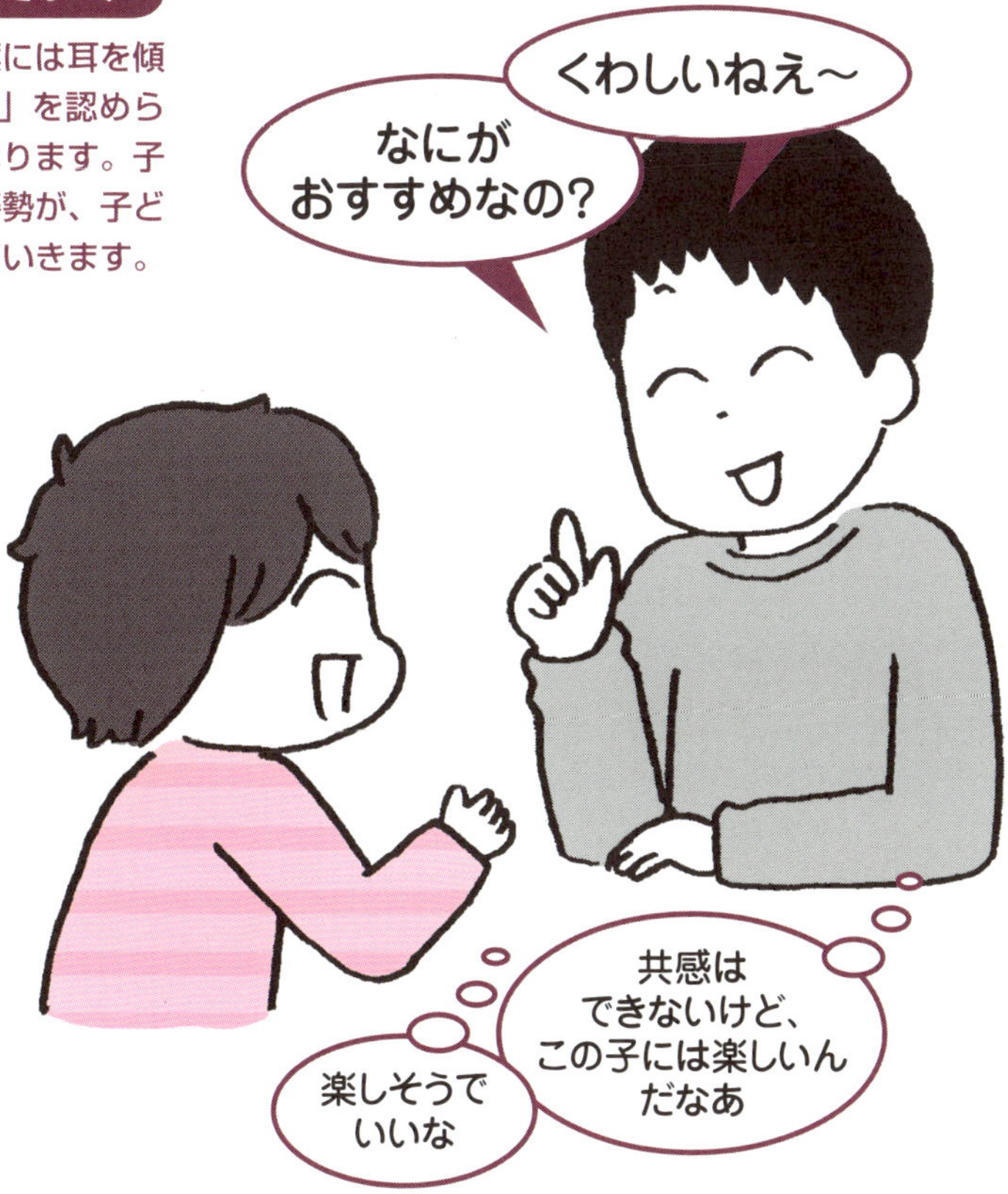
くわしいねえ～
なにがおすすめなの？
共感はできないけど、この子には楽しいんだなあ
楽しそうでいいな

### 「好き」を足がかりに適切な居場所を見つける

不登校生活が続くなか、好きなように過ごしてみえる子もいます。「学校なんて意味がない」などと言うこともありますが、心のどこかに、学校になじめない、学校に行っていない自分への劣等感などがあったりするものです。

学校は、学習の場であるというだけでなく、人とのかかわり方などを学ぶ場でもあります。在籍校ではなくても、子どもが定期的に通える適切な居場所が見つかれば、それに越したことはありません。子どもにとってのリアルな世界は広がっていくでしょう。

自分の興味・関心に沿ったことなら、はじめの一歩は踏み出しやすいでしょう。それを後押しするには、子どもの好きなことを尊重し、親もいっしょに楽しむ、少なくとも否定しないことが大切です。

長期休暇の過ごし方

# 休暇中こそ、さまざまな体験をさせよう

家にいることが多い子どもは、意識的に外に連れ出し、さまざまな体験を積ませたいところです。とくに夏休みなどの長期休暇中は、絶好のチャンスです。

## 親子で楽しい体験を重ねよう

親子で出かけ、楽しく遊ぶことは、子どもが元気を取り戻すよい方法です。ずっと家にいることで気づまりになりがちな親子関係を改善するよい方法でもあります。

### 授業期間中

週末などに出かけたりするほか、長期休暇中の旅行の計画を子どもに作らせるのもよいでしょう。

パンフレットや地図などを見ながらいっしょに目的地を決めたあと、日にちや予算を示して、子どもに交通手段や宿泊先、観光先や体験先を計画させます。平日を有意義に過ごせるうえ、子ども自身、旅行を楽しみにする気持ちが高まります。

### 長期休暇中

堂々と遊べる楽しい期間です。子どもが計画した旅行後に「楽しかった。ありがとう！」といった言葉をかければ、子どもの自己有用感（達成感）を高めることにもつながります。

子どもが希望するなら、塾の夏期講習などに通わせるのもよいでしょう。ただし、無理強いはしないこと。勉強に取り組める元気を回復するのが先決です。

▼家で過ごす場合には……

- ●部屋の模様替えをする
- ●棚など、ちょっとした家具をいっしょに作る
- ●エプロンや袋物など、手芸に挑戦する
- ●料理やお菓子をいっしょに作る

### 出かけよう、楽しもう

家族で出かけたり、家で過ごす場合でも、親子でいっしょに取り組めることをしてみるとよいでしょう。

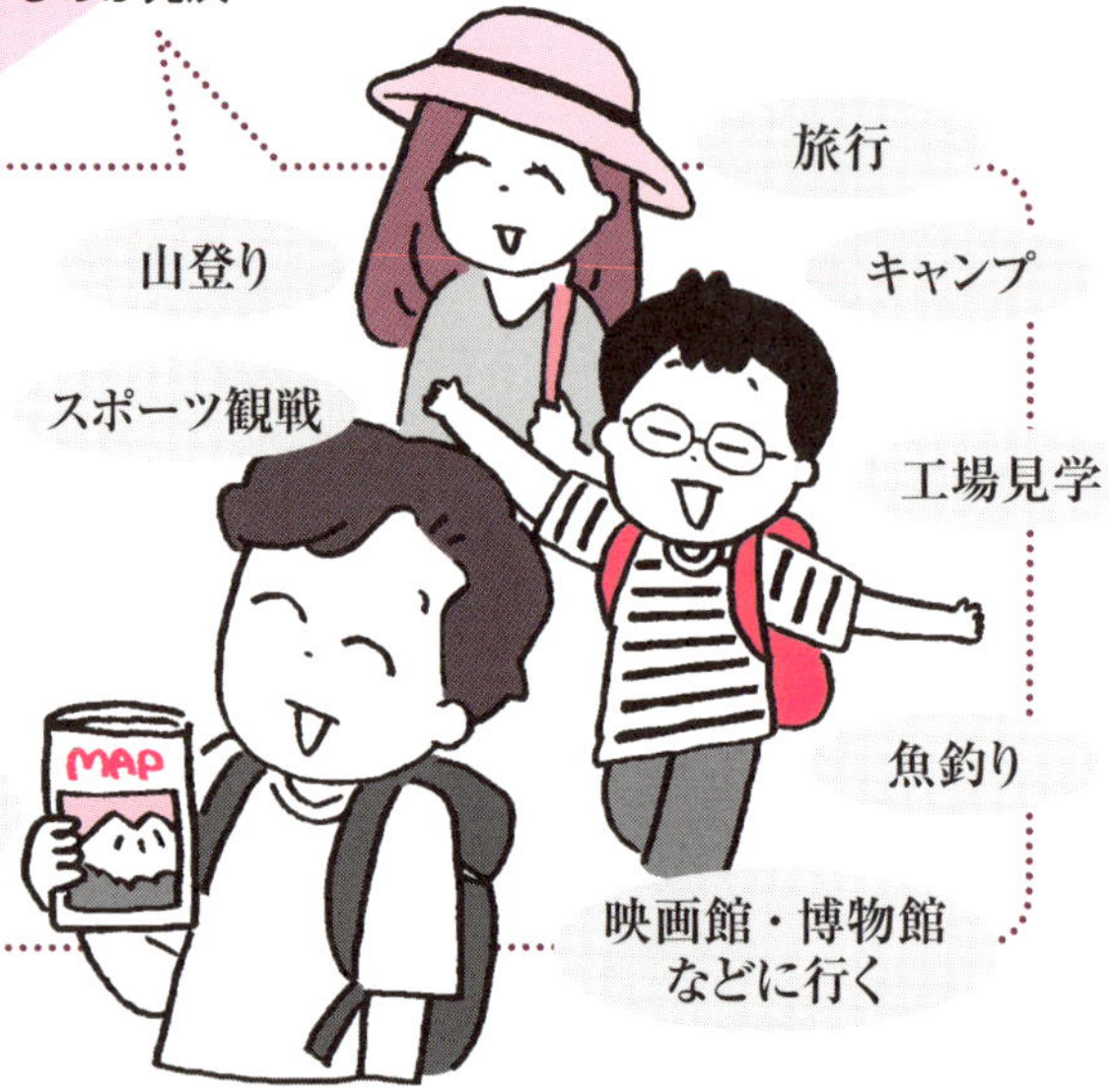
旅行
山登り
キャンプ
スポーツ観戦
工場見学
MAP
魚釣り
子どもの好きなものが集まっている街まで遠出する
映画館・博物館などに行く

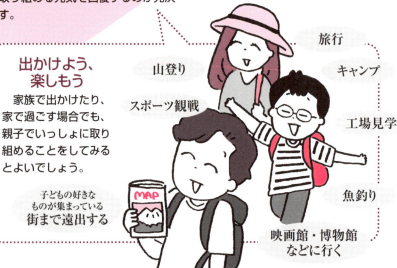

## 学校に行っていなくても長期休暇は楽しみなもの

子どもの好きなことを尊重する一方で、興味・関心の幅を広げていくために、さまざまな体験をさせることも重要です。家でひとりで過ごしているだけでは、できることは限られます。ふだんから、子どもにはさまざまな体験をさせたいところです。

ただ、親は子どもを連れ出してさまざまな体験をさせたいと思っていても、学校がある期間中は、外に出ることにためらいを感じる子が少なくありません。

その点、夏休みなどの長期休暇は、不登校の子どもにとって心穏やかに過ごせる期間です。楽しみにしている子も多いものです。

仕事をしている親も、夏休みや年末年始は休みを取りやすいことが多いでしょう。長期休暇を利用して、いつもはできないことに取り組んでみましょう。

### 学校が始まる前の不安な気持ちにより添おう

長期休暇も終盤になると、子どもは「学校に行こうか、どうしようか」という迷いや、「行かなければ」という焦りで、気持ちが不安定になりがちです。

学校の話題にまったく触れないようにするのも不自然ですが、触れる際にはさらりと自然に流すようにします。

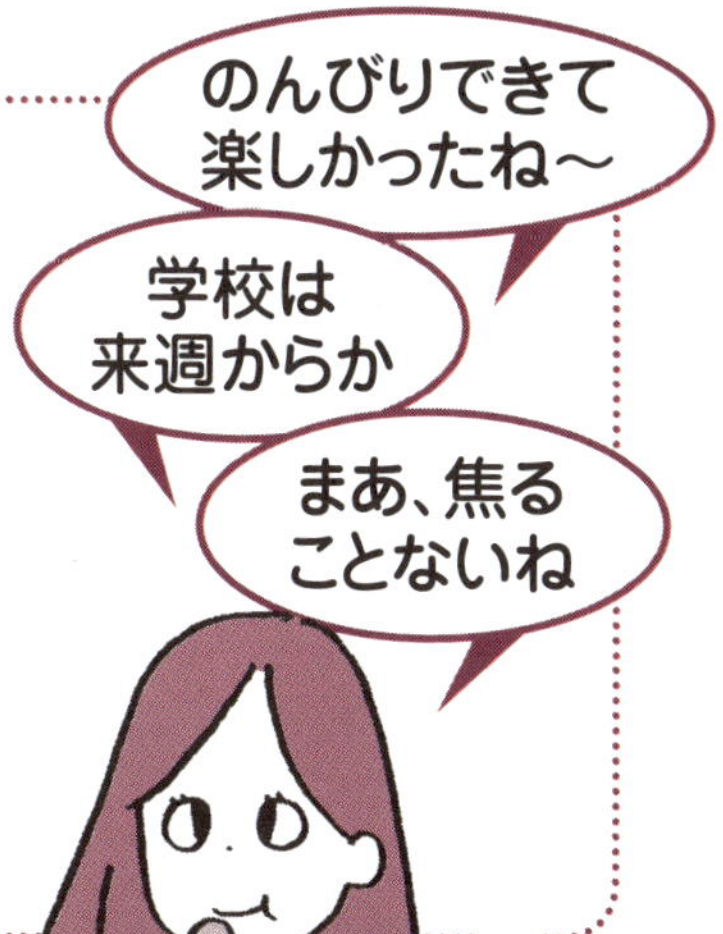
のんびりできて楽しかったね～
学校は来週からか
まあ、焦ることないね

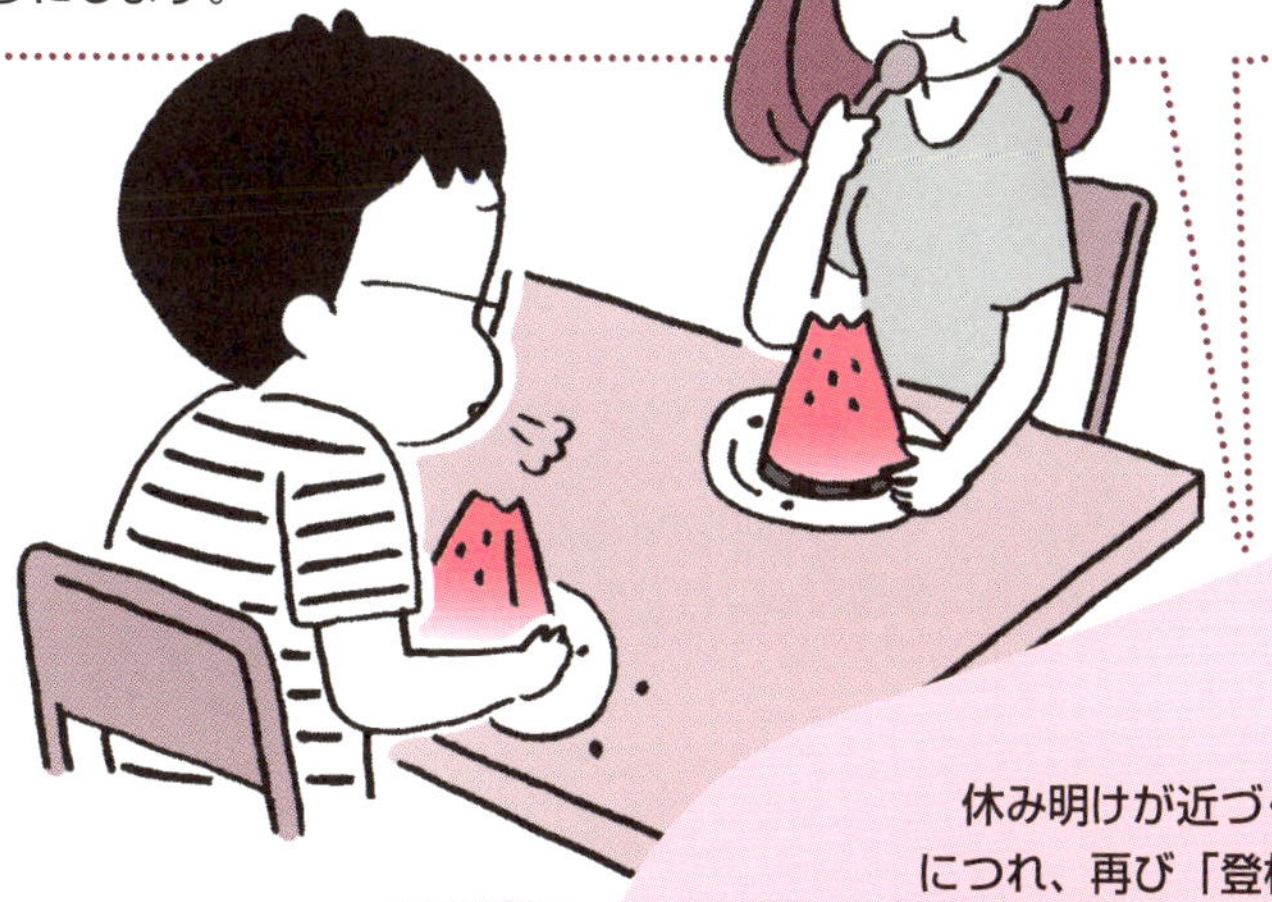

### 新学期

学期の始まりは、再登校のよいチャンスになります（→P70）。ただ、休み明けに行けなくても責めないで。本人も落ち込んでいます。追い打ちをかけるのはやめましょう。

休み明けが近づくにつれ、再び「登校しなければ」という思いが強まり、気持ちが落ち込むこともあります。

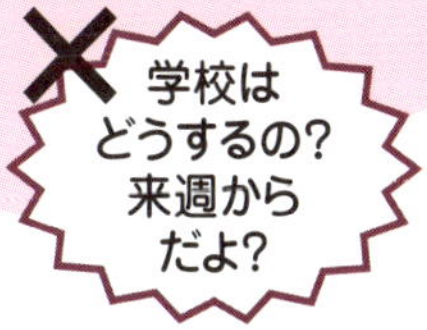
学校はどうするの？来週からだよ？

## 遊びには行くとき

# 出かけられるのは元気になってきた兆候

親が連れ出さずとも遊びに出かけていく子どもに対しては、「どうせなら学校に行って!」と言いたくもなるかもしれません。しかし、そう焦ることはありません。

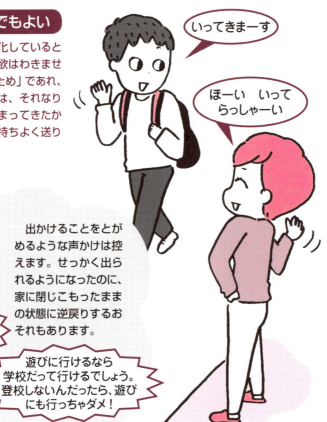

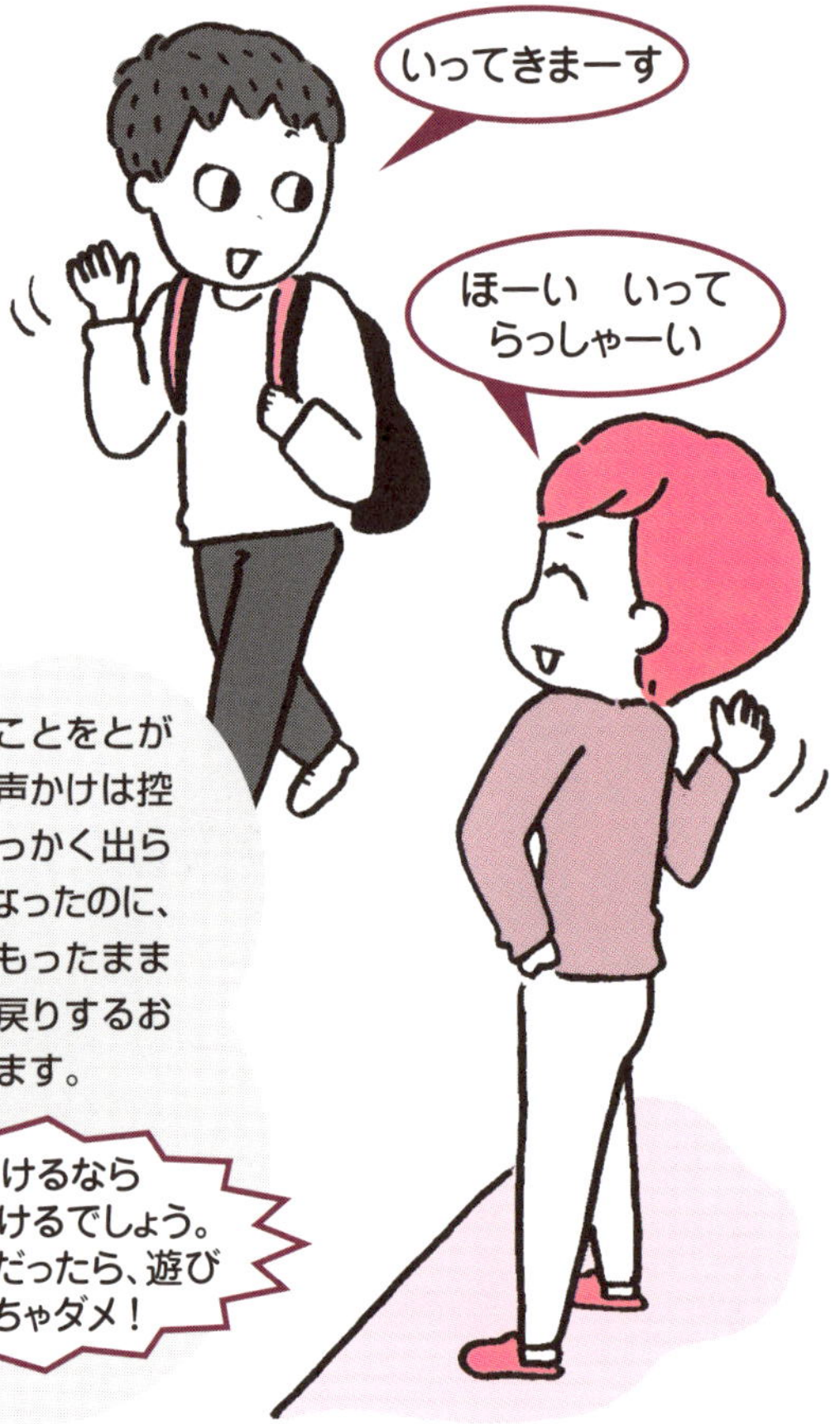


### 前向きな変化ととらえよう

不登校が始まった時期には、体調の悪さなどもあり、学校はもちろん、どこにも出かけられずに家で過ごしていたのではないでしょうか？　行き先は学校でなくとも、友だちと出かけたり、児童館などに行ったりするようになったのは「元気が回復してきた証」と、前向きにとらえてください。

実際、ひとりで遊びに出られるようになると、家に閉じこもっていた状態にくらべ、学校に戻っていく可能性は高くなります。帰宅時間、連絡方法など、決めたルールは守ることを前提に送り出し、見守っていきましょう。

### 遊びが目的でもよい

心身の状態が悪化しているときは、出かける意欲はわきません。目的が「遊ぶため」であれ、出かけていけるのは、それなりにエネルギーがたまってきたからです。まずは気持ちよく送り出しましょう。

### ✕ やめておこう

出かけることをとがめるような声かけは控えます。せっかく出られるようになったのに、家に閉じこもったままの状態に逆戻りするおそれもあります。

学校は休んでるくせに遊びには行けるわけ?

遊びに行けるなら学校だって行けるでしょう。登校しないんだったら、遊びにも行っちゃダメ!

## 「次」につなげる働きかけ方

学校の話題を出しても、ひどく荒れるなどということはない程度には回復していると考えられます。次のステップを歩み出せるような働きかけもしていきます。

### さりげなく、学校の話題を出す

学校行事を伝えてみたり、学校への「おつかい」を頼んでみたりしてもよいでしょう。

出かけるついでに、○○先生からプリントを受け取ってきてくれない？

そういえば、もうじき○○だね

⇒色よい返事がなければ深追いせず、別の機会をうかがう

### 出かける先の人と連絡をとってみる

児童館など、子どもがよく顔を出すところがわかっていれば連絡をとり、子どもの状況を説明したうえで、子どもの背中を押してもらえないか、頼んでみるのも一法です。

いつも子どもがお世話になっています

ちょっとお願いがあるのですが

⇒親から登校を促されると反発する子どもも、信頼している人からの言葉は、素直に聞くことがある

### 遊び相手を家にまねく

いっしょに遊んでいる友だちがいるのなら、家に来てもらうのもよいでしょう。「その子と遊ぶこと」を認められていると感じるため、子どもの安心感が増します。遊びに来てくれた友だちのことを悪く言わないことも大事です。

今度はうちで遊んだら？ 来てもらいなよ

⇒友だちが学校に通っていれば、「自分も学校に行ってみようかな」という気持ちが芽生えることも期待できる

非行が心配なとき

# 暴力・非行は家族だけでかかえ込まない

長く学校を休んでいる子どもが、ときに好ましくない言動をとるようになることがあります。対応しだいではエスカレートしていくことも。困ったときは、第三者の力を借りることも大切です。

## 焦りや不安が底にある

暴言や暴力の根底には、「うまくいかない」という焦りや不安があります。

### 暴言を吐く

気に入らないことがあると、親を「てめえ」呼ばわりして、大声でわめきちらす

### 理不尽な要求をする

「朝ごはんがまずいから学校に行けない」
「起こし方がむかつくから起きられない」
「悪いと思ってるなら、あれを買ってこい」
などなど、理不尽な要求をくり返すことも

### 「親のせい」にして楽になりたい

受け入れがたい状況を「だれかのせい」にすれば、「自分は悪くない」と思えます。自分が楽になりたいから、目の前にいる「親のせい」にするのです。

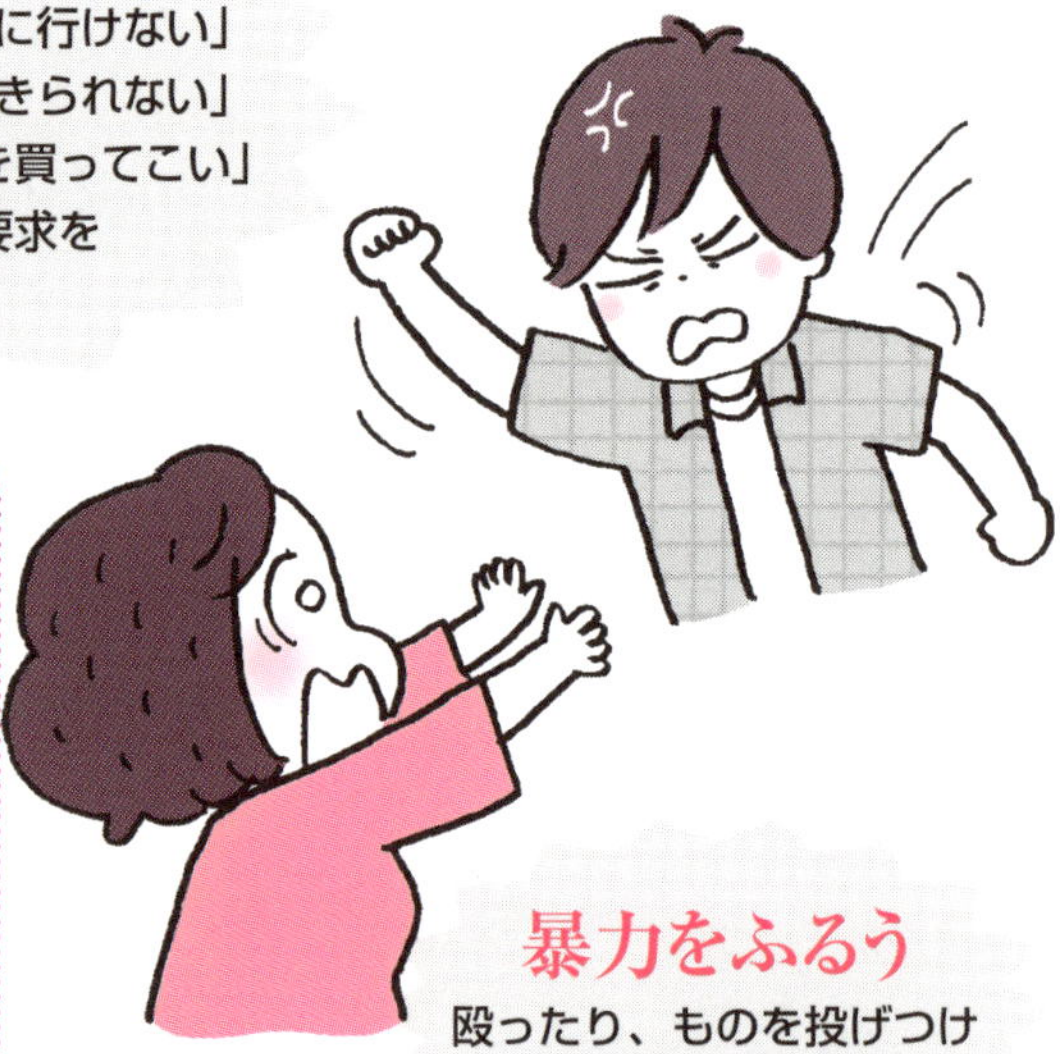

### 暴力をふるう

殴ったり、ものを投げつけたり、壊したりする

### 自分の不甲斐なさにいたたまれない

子ども自身、暴言や暴力がよいことだとは思っていません。暴れたあとは、自分の不甲斐なさにいたたまれない思いをしていることも多いのです。

## 放っておけばエスカレートする

不登校に加え、家庭内暴力や非行がみられるようになると、保護者の負担は非常に大きくなります。一方で、子どもに暴力をふるわれたりしていることなど、だれにも知られたくないという思いもあるでしょう。どこにも相談せず、家庭の問題としてかかえ込んでし

## 「ダメ」と伝えるだけでは止めにくい

子どもの好ましくない行動は、「ダメ」と言うだけで改まるものではありません。暴力を暴力で抑えようとすると、さらに事態は悪化します。

家族だけで対応しようとしても限界があります。場合によっては、警察の力を借りることも必要です。

### 気持ちを伝える

「ダメ」と制止したり、「なにやってんの！」となじったり、「近所迷惑でしょ！」などと世間体を気にする言葉をかけられたりすると、子どもは反発を強めます。

「私（I）」を主語にして、親がどんな気持ちかを語りかけたほうが、子どもの心に響きやすくなります。

そんなふうにされると、私はとっても悲しいよ

### 予告する

気持ちを伝えると同時に、今後、同様のことがあった場合にどう対処するか、告げます。

今度、暴力をふるうようなことがあれば警察を呼ぶからね

### それでもくり返されたら本当に警察に連絡する

上記の２つで暴力が止まったらよいのですが、再び暴れ出したときには、迷わず警察を呼びます。第三者の介入なしに、暴力は止まらないこともあります。

**迷わず110番通報する**

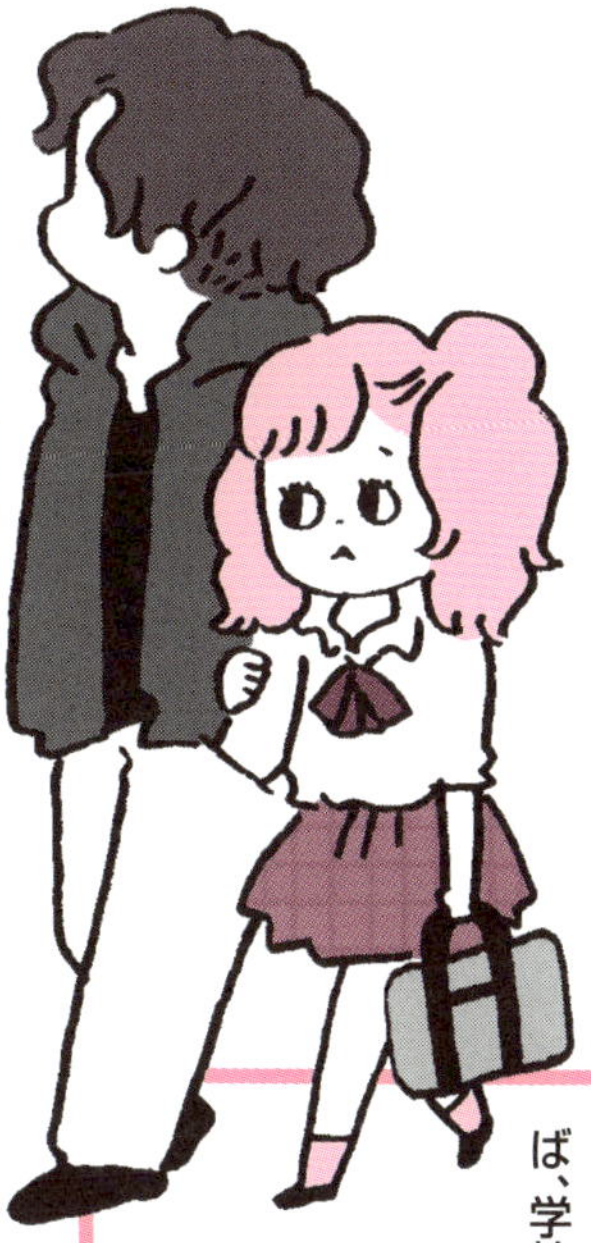

夜遊びが止まらないなどという場合には、相談してみよう

まう人が少なくありません。

子どもも苦しい思いをしています。けれど、それを暴力などの形にすることを受け入れていれば、ますますエスカレートしていきます。「警察沙汰になったら困る」と心配しているかもしれませんが、対応に困っている場合には、むしろ早い段階で警察などに助けを求めたほうが、事態は改善しやすいといえます。

### 「非行」をくり返すときは「少年センター」に相談を

遊びに出られるのはよい兆候と言いましたが、際限のない「遊び」を認めてよいわけではありません。ルールを守らず深夜に帰宅する、ときには許可なく外泊をするなどということを放置していれば、学校に戻る道は遠ざかります。

手に余るという場合には、「少年センター」に相談してみるとよいでしょう。警察の管轄にある機関で、各都道府県に数ヵ所ずつ、設置されています。

COLUMN

# 登校しているきょうだいにも目をかけて

## きょうだいそろって不登校ということも

きょうだいがいる家庭では、だれか一人が不登校になると、ほかの子も登校をしぶったり、学校を休みがちになったりすることがあります。きょうだいそろって不登校ということも珍しくありません。

家にいるきょうだいのことを「学校に行かずに好きなことをしているだけ」という目で見ていれば、「なんで自分だけ？」と思うのは自然なことです。不登校のきょうだいへの理解を促すとともに、登校している自分を肯定できるような言葉がけを続けていきましょう。

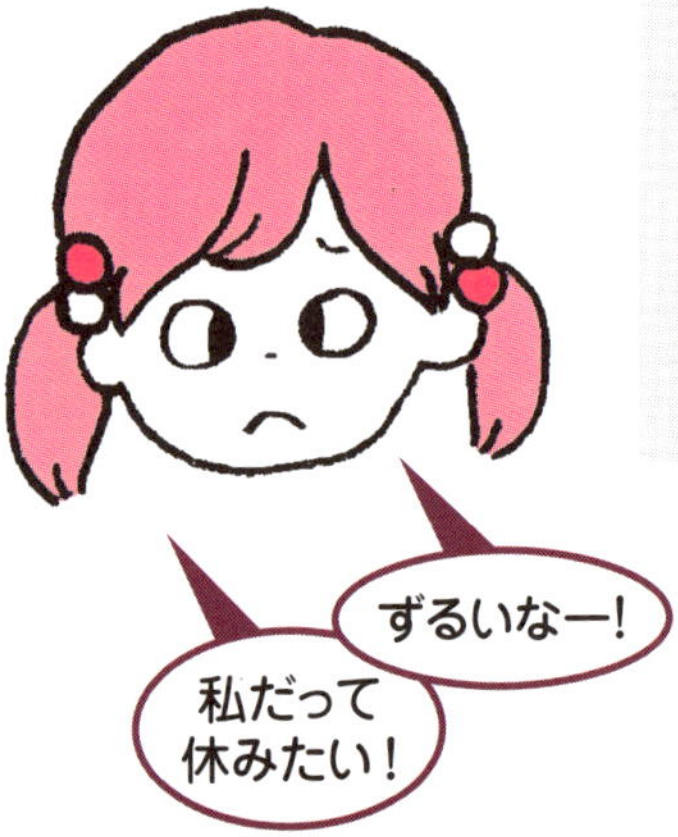
ずるいなー！
私だって休みたい！

### 日頃から本人への言葉がけを

「今日はなにがあった？」などと日頃から声をかけ、「たいへんだね」「よかったね」などと、学校に通う毎日を肯定する言葉をかけるように心がけましょう。

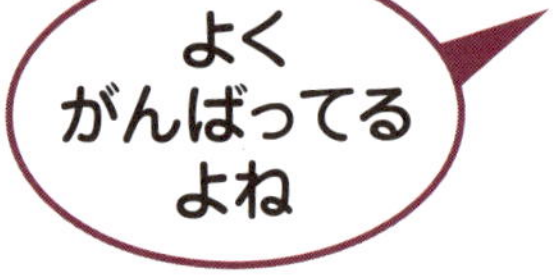
よく
がんばってる
よね

### 不登校のきょうだいへの理解を

怠けているわけではなく「充電中」であること、葛藤があることを伝えましょう。

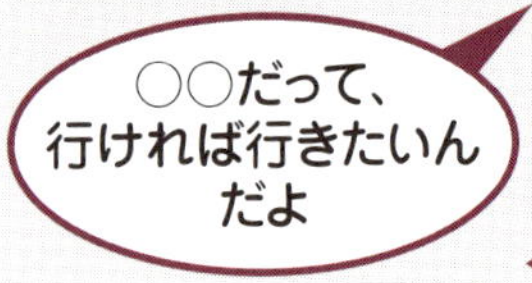
○○だって、
行ければ行きたいん
だよ

### くらべたり、見下したりしない

登校しているほうがえらい、登校できなければダメと思わせるような言い方は避けます。

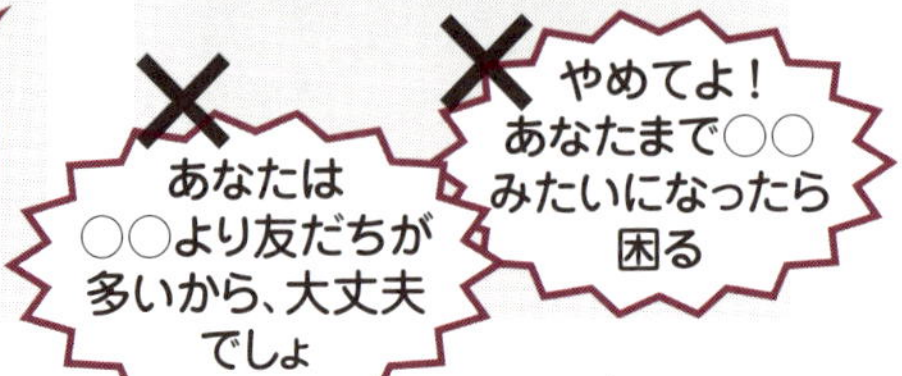
あなたは
○○より友だちが
多いから、大丈夫
でしょ
やめてよ！
あなたまで○○
みたいになったら
困る

第4章

# 再登校・進学に向けて

不登校はいつか必ず終わります。
元の学校で過ごせるようになることもあれば、
卒業という形で終わりを迎え、新たなスタートが切られることもあります。
いずれにせよ、すぐにエンジン全開で走り出せるわけではありません。
気負わず、ゆっくり、安全運転で進んでいきましょう。

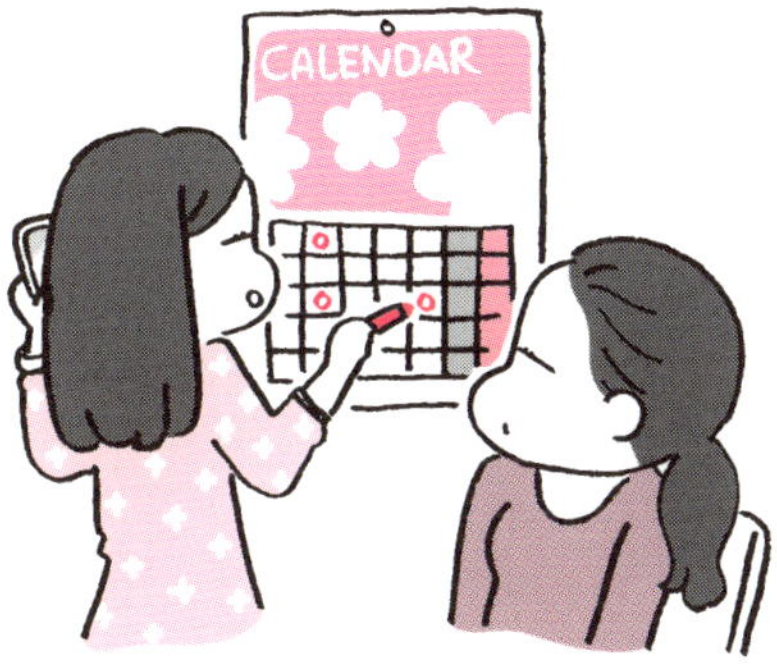

## 「行こうかな」と言い出したら

# 背中を押しすぎず淡々と準備を進める

長く家にいた子どもが再登校を始めることになったとき、背中を強く押しすぎるのはつまずきのもと。「がんばれ！」は心のなかでとなえるだけにしておきます。

### チャンスを待ち準備する

子どもの口から学校や勉強のこと、進学のことなどを気にする言葉が出始めたら、動ける状態になってきたサインです。戻り方などを相談し、再登校に向けた準備を進めます。

### 行事日程を伝える

出欠は本人に任せますが、学校行事の日程は、不登校の間も子どもに伝えておきます。

### 子どもが「行く」と言う

子どもの口から前向きな言葉が聞かれたら、極力淡々と受け取めます。

新学期から行こうかなあ……

あらま。無理しなくていいのに

無理してない

そっか。じゃあ、先生には話しておくね

### 登校のしかたを学校と相談する

長く欠席していた場合には、登校前に保護者から学校に連絡しておきます。いつから登校を予定しているか、どのような形で出席するかなど、打ち合わせておきましょう。

とりあえず午前中だけお願いします

登校のしかたはいろいろある（→ P69）

### 登校する

当日、本人が付き添いを希望する場合には保護者が同行し、そうでなければひとりで登校させます。

### 不安の訴えは軽めに流す

予定の日が近づくにつれ、不安な気持ちも高まりがち。本人の訴えがなければ、あえて「どうしたの？」「大丈夫？」などと問いたださず、ふだんどおりを心がけます。

不安を訴えられたときも、軽く流すくらいのスタンスでいきましょう。

大丈夫かな。なんか心配……

久しぶりだもんね～。まあ、「お試し」ってことでいいんじゃない？

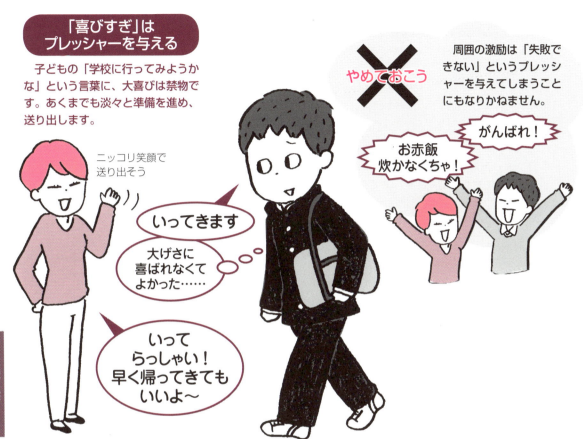

## 「喜びすぎ」はプレッシャーを与える

子どもの「学校に行ってみようかな」という言葉に、大喜びは禁物です。あくまでも淡々と準備を進め、送り出します。

**やめておこう**

周囲の激励は「失敗できない」というプレッシャーを与えてしまうことにもなりかねません。

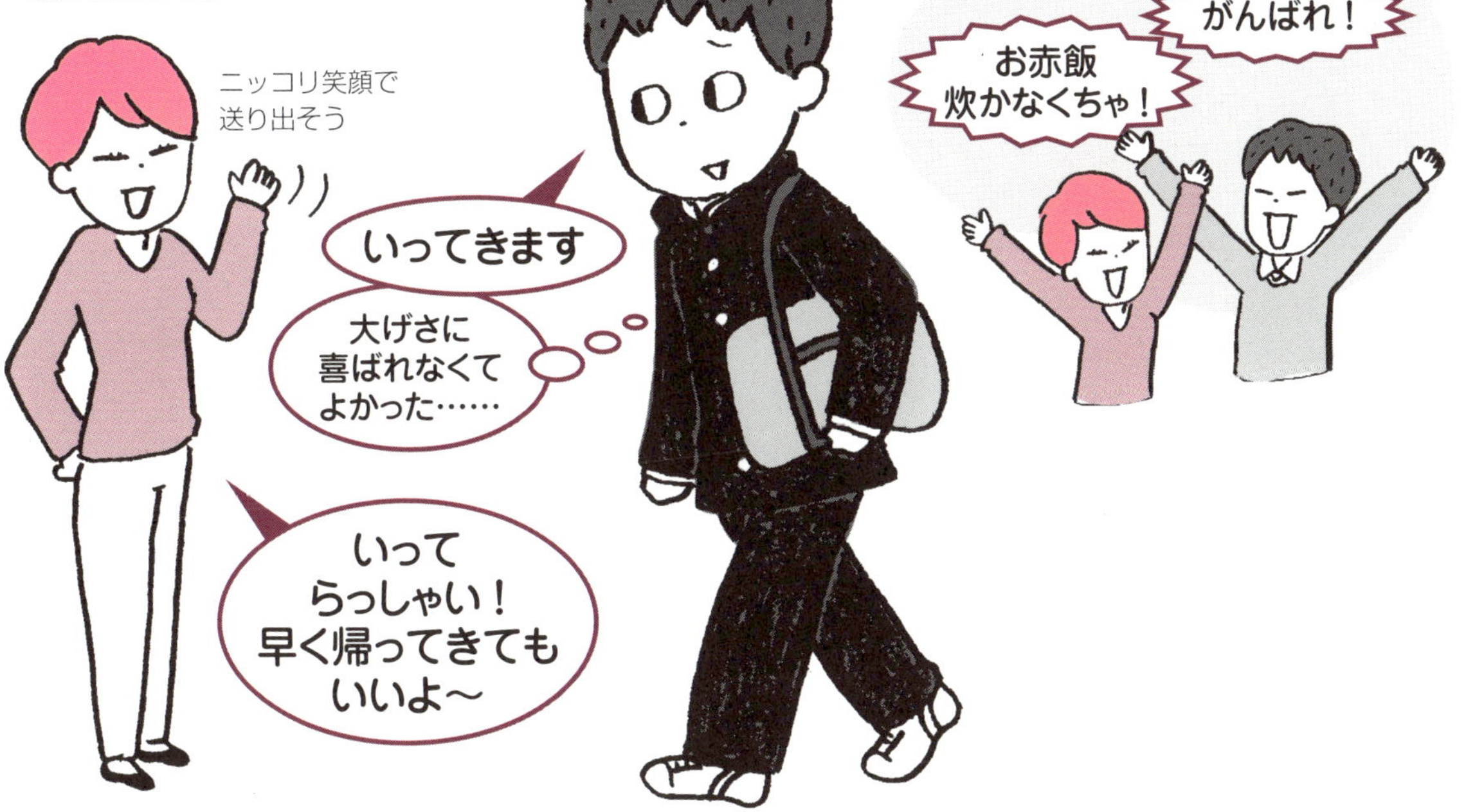

ニッコリ笑顔で
送り出そう
いってきます
大げさに
喜ばれなくて
よかった……
いって
らっしゃい！
早く帰ってきても
いいよ～
お赤飯
炊かなくちゃ！
がんばれ！




## 押すよりも引き戻す。それくらいがちょうどいい

「いつになったら登校できるのか」と気をもんでいた親にとって、子どもの「学校に行こうかな」という言葉ほどうれしいものはないでしょう。

ただ、親が大喜びをしている姿は、暗に「登校できる子がいい子。不登校の子はダメな子」という思いをにじませます。親自身、決してそんなつもりはないとしても、子どもは敏感にその意味を感じ取ります。

家にいた自分も外に出ようとしている自分も、どちらも同じように大切にされていると感じれば、子どもは「失敗してもいいや」と割り切って、前に進みやすくなります。

ですから、背中を強く押すより、むしろ引き戻すくらいの感じを心がけるほうがよいのです。「元気になってよかった。でも、無理しないでいいんだよ」。そのくらいの感じで送り出しましょう。

**登校の再開時**

# 疲れがたまりやすい。焦らず徐々に慣らす

長く家で過ごしていた生活からの再登校は、心身ともに疲れるものです。最初から「毎日コンスタントに通い続けなければ」と気負わず、徐々に慣らしていきましょう。

## 不安な気持ちをもっている

しばらく休んでいたあとの登校は、心理的な不安が大きいものです。学級に戻る前には、担任から子どもたちに、「騒がないように」と話しておいてもらうのもよいでしょう。

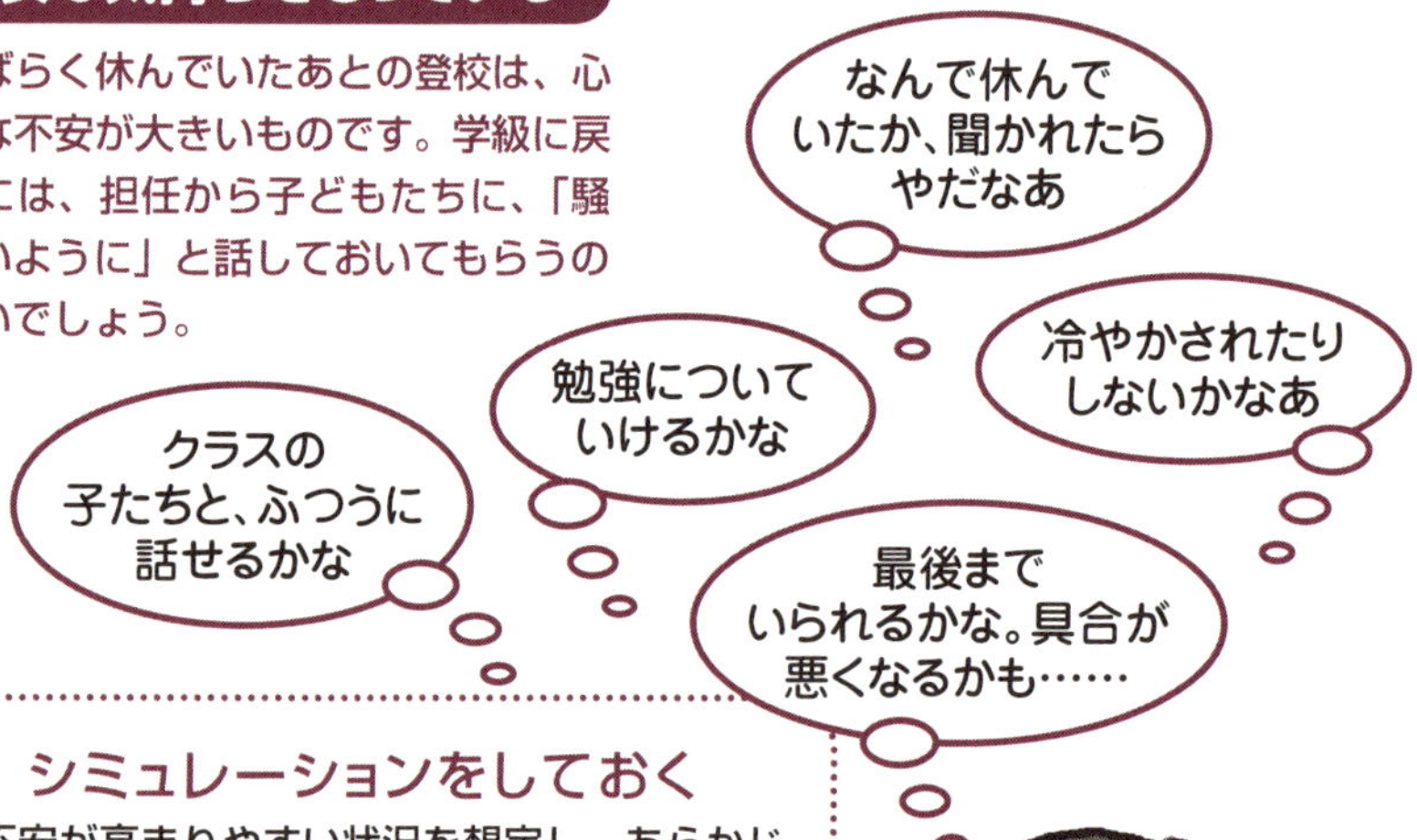

なんで休んでいたか、聞かれたらやだなあ
冷やかされたりしないかなあ
勉強についていけるかな
クラスの子たちと、ふつうに話せるかな
最後までいられるかな。具合が悪くなるかも……


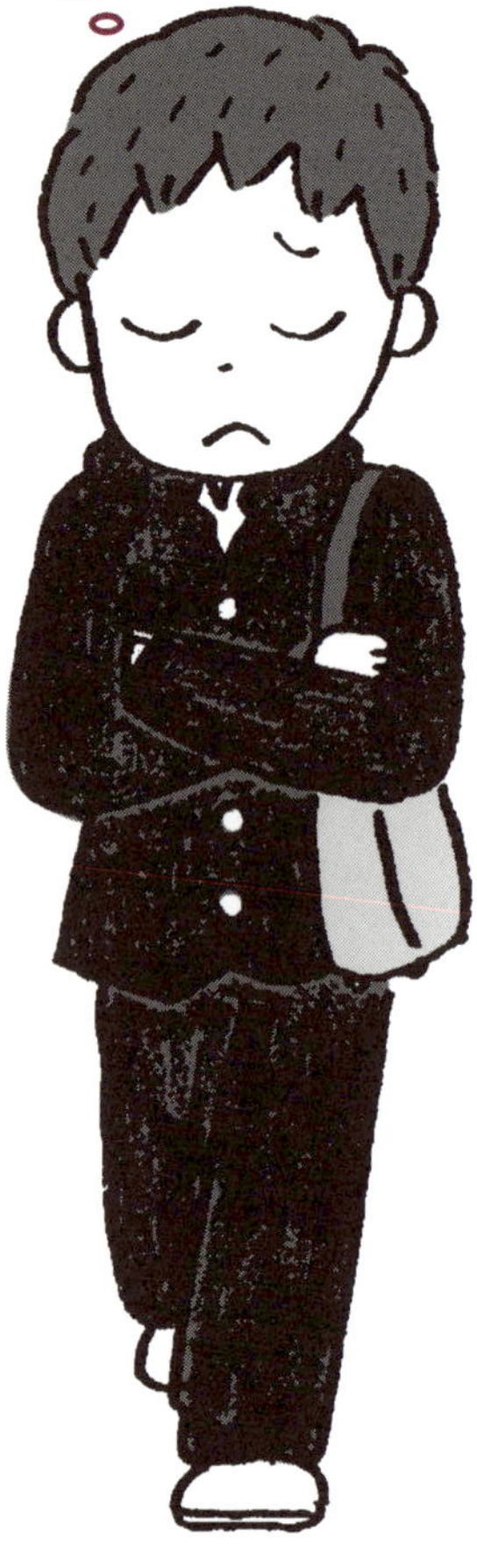

### シミュレーションをしておく

不安が高まりやすい状況を想定し、あらかじめ対処法を考えておきましょう。

- ●新年度なら、靴箱、教室の場所などを確認しておくか、先生に校門まで迎えに来てもらう
- ●休んでいた理由を聞かれたときの答え方（担任の先生から簡単に状況を話してもらっておくのも一法）
- ●具合が悪くなったときの避難先
- ●コミュニケーションが苦手で休み時間が苦痛なら、本を持参して読書をして過ごす

## 無理のない登校のしかたを考える

登校を再開したあとも、「今度は大丈夫だろうか？」と、ヒヤヒヤしながら見守る日々が続くことでしょう。

朝から夕方まで学校で過ごすためには、たいへんなエネルギーを使います。「休み休みでも登校できていればいい」と考え、学校側と相談しながら、無理のない登校のしかたを考えていきましょう。

## 徐々に慣れるための工夫

いきなり毎日、学校の時程どおりに登校するのはたいへんです。急がず、ゆっくり慣らしていきましょう。

復帰の進め方はいろいろあります。どんな対応をしてもらえるか、学校側と相談してください。

### とりあえず別室登校から

保健室や相談室、図書室などで1日を過ごします。学級復帰を前提とし、学校の生活リズムにできるだけ合わせて過ごせるような配慮が必要です（→ P32）。

### 登校時間を短くする

「週3日、登校する」
「月曜日は休む」
「午前中だけ登校する」
「午後だけ登校する」
など、本人が希望する形で進めます。

### 放課後登校からの復帰も可能

授業に参加しにくい場合には、放課後に課題を受け取ったり、提出したりしに学校に行く、ということをくり返しながら、徐々に学校に戻れるようにすることも可能です。

### 好きな教科だけ

本人が参加しやすいと感じている授業や活動から、少しずつ参加していくのでもよいでしょう。

### 「張り切りすぎ」と感じられるときにはブレーキも必要

「今度こそ！」という意気込みが強く、初めからエンジン全開で走り出そうとする子どももいます。部活動や委員会活動に熱心に参加し始めたり、「明るいキャラクター」を演じるかのようにふるまったりすることも。

それでうまく回り始めればよいのですが、がんばりすぎて燃料切れを起こし、再び休み始めることもあります。

親は、ブレーキ役を務めるくらいの気持ちで接するとよいでしょう。

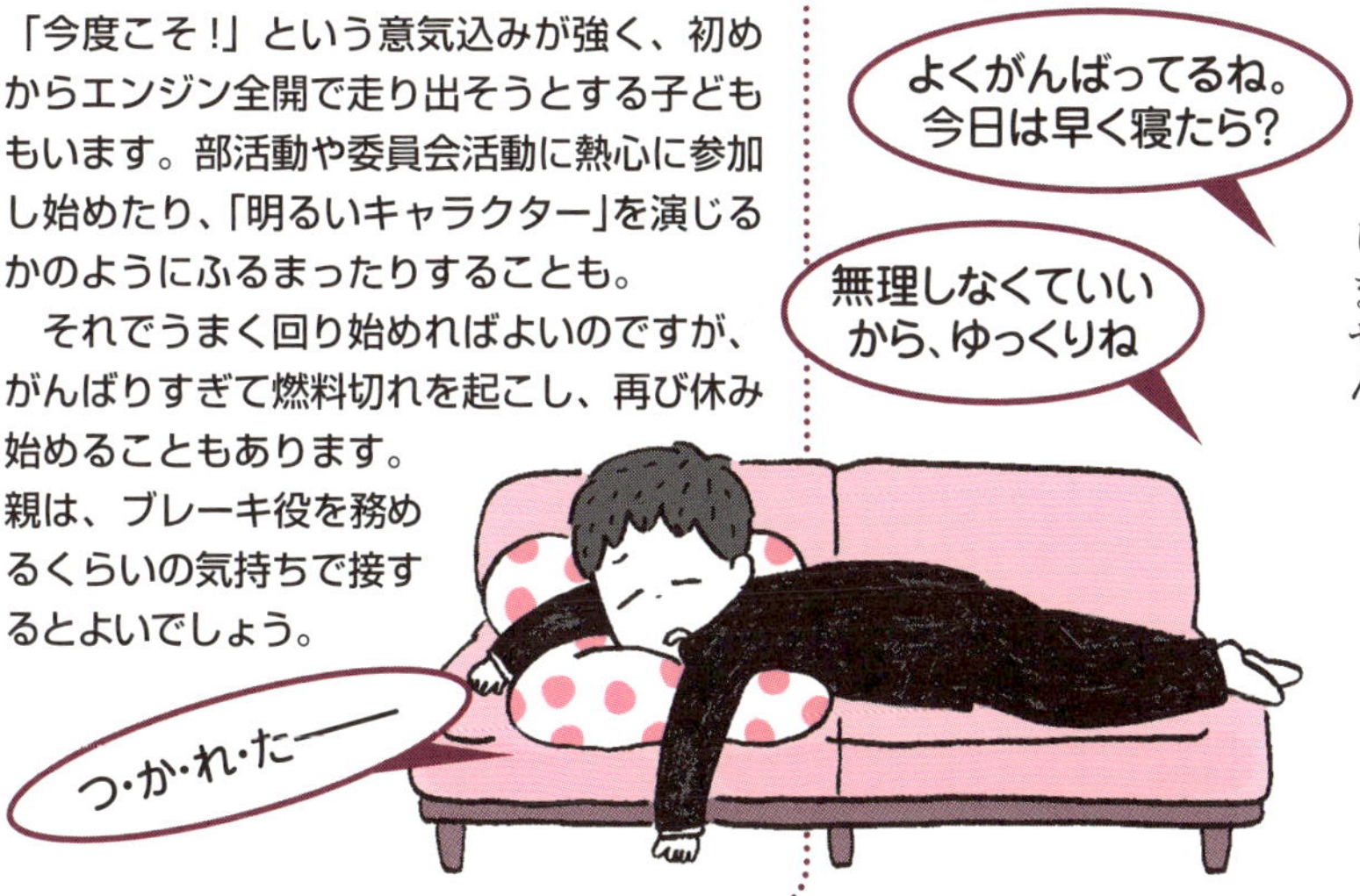

よくがんばってるね。今日は早く寝たら?
無理しなくていいから、ゆっくりね
つ・か・れ・た――


帰宅後、家ではゆっくり休ませましょう。宿題や課題が十分にできないこともありますが、まずは新しい生活に慣れることが必要です。勉強への取り組みは、十分に体力が戻ってきてからでも遅くありません。

学校行事への参加①

# 節目のイベントが再登校のチャンスになることも

不登校の期間中、学校とのつながりを絶やさず、「もうじき○○がある」と子どもに知らせておけば、学校行事などをきっかけに、登校を再開することもあります。

## 再登校のきっかけになりやすい行事

「いつかは学校へ」という思いが具体的な行動に結びつきやすいのは、各種の学校行事です。

**入学式**

親は「どうせダメ」と思っていても、多くの子どもは「進学したらやり直すんだ」と思っているものです。最初からあきらめずに、中学校などの入学式への参加を当面の目標としましょう。入学式後、安心して登校を続けられるよう、入学前から準備を進めておきます（→ P76）。

**始業式**

進級するタイミングで、登校を再開しようと考えている子どもも少なくありません。クラス編成などに不安があれば、事前に相談してみましょう（→ P74）。

**校外学習**

遠足や社会科見学など、学校外に出かける行事に、子どもが「参加してみたい」と言い出すこともあります。参加のしかたは、学校側とよく相談する必要があります。当日だけでなく、事前学習からの参加が基本です（→ P72）。

### 特定の友だちだけに頼らないようにする

「友だちが誘ってくれたから行きたい」と言い出すパターンが多いのですが、「その子がいるから大丈夫」と頼りきっていると、楽しめない場面も出てくるかもしれません。誘ってはくれたものの、その子がほかの子と仲よくしていて「自分とはあまりかかわってくれなかった」という場合もあるからです。

さまざまな展開があることを示したうえで、参加するかどうか、子どもが自分で決められるように促します。

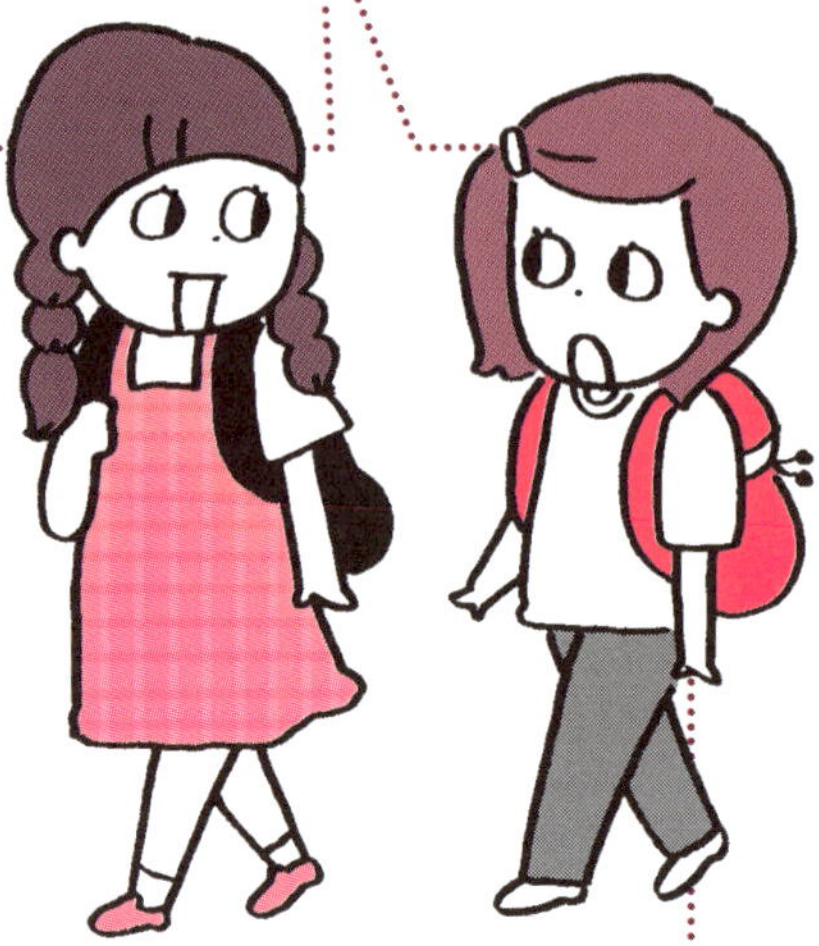

「心配だったけど、行ってみたら楽しかった！」という思いが、再登校につながっていくこともある

## 卒業式

周囲の大人は「区切りをつけるためにも出席を」と願っていても、「卒業式にも出たくない」という子どもは少なくありません。「出たい」という場合も、たいていは周囲の目を気にしています。

保護者席から見学だけするなど、無理なく参加できるよう工夫してくれる学校もあります。選択可能な方法を示したうえで、どうするか子ども自身に選ばせましょう。

### 柔軟な対応をしてもらえることも

卒業式に出るなら事前の練習から参加することがすすめられます。ただ、式の練習中はよくても、休み時間にひとりぼっちになりさびしい思いをすることもあります。あらゆる場面を想定して出るかどうか決めさせます。

通常の式への参加が難しい場合の対応は、学校によって異なります。校長室などの別室でしたり、自宅を先生方が訪問し、式をとりおこなってくれることもあります。

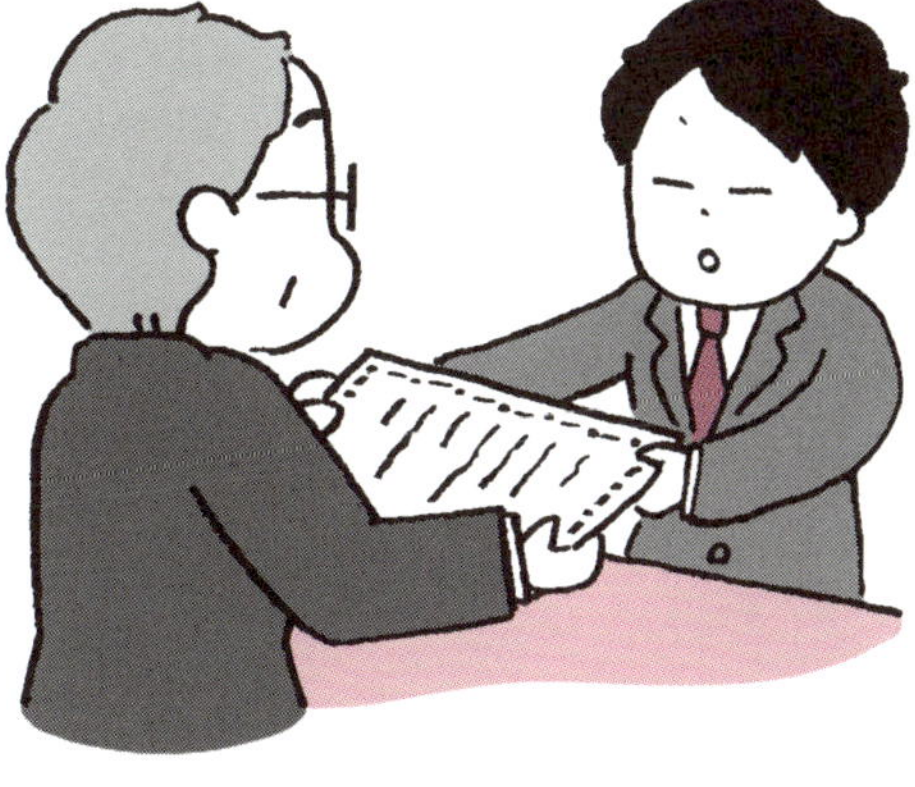

どのような方法が可能か、学校側と相談しておこう

## 「いつかは行こう」が具体的な行動に

不登校の子どもの心の底には、「学校に行かないとならないのだろう」「いつかは行こう」という思いがあるものです。当初は「でも、行けない。行きたくない」という気持ちが勝っていても、心身の状態が回復してくれれば、なんらかのきっかけで行動を起こす可能性が高まります。

きっかけになりやすいのは、新学期の始まりや、進級・進学時などにおこなわれる節目のイベントです。校外学習など、学校行事への参加が、再登校につながることもあります。

「○○には出ようかな」と子どもが言い出したら、チャンスは逃さないようにします。ただし、大喜びは禁物です（→P66）。淡々と準備を進めましょう。

### 部活動のみでも参加できる?

「行事」とは異なりますが、通常の授業とは別に考えておきたいのが部活動です。授業には出られなくても、「部活動だけは出たい」と、子どもが希望することもあります。

この場合の対応は、学校によって異なります。再登校に結びつくきっかけとして受け入れてもらえることもありますし、特別扱いはできないとする学校もあります。

相談してみないとわかりません。初めから無理と思い込まず、学校側に子どもの希望を伝えてみましょう。

## 学校行事への参加②

# 宿泊行事に参加するなら事前学習にも出席を

移動教室や修学旅行など宿泊を伴う行事は、出発前の準備や行ったあとのまとめなどを含めてひとつの大きなイベントです。子どもが参加を希望するなら、その点をしっかり伝えておきましょう。

### 参加の意向を学校に伝える

参加申し込みの書類を渡された段階で、子どもの意向を確認します。「行く」というなら学校に連絡し、担任の先生と打ち合わせをします。

### 事前学習時にはできるだけ出席する

宿泊行事前には、班や係を決めたり、行く場所について調べたりするなど、事前学習の時間が設けられます。この事前学習には、できる限り参加させます。

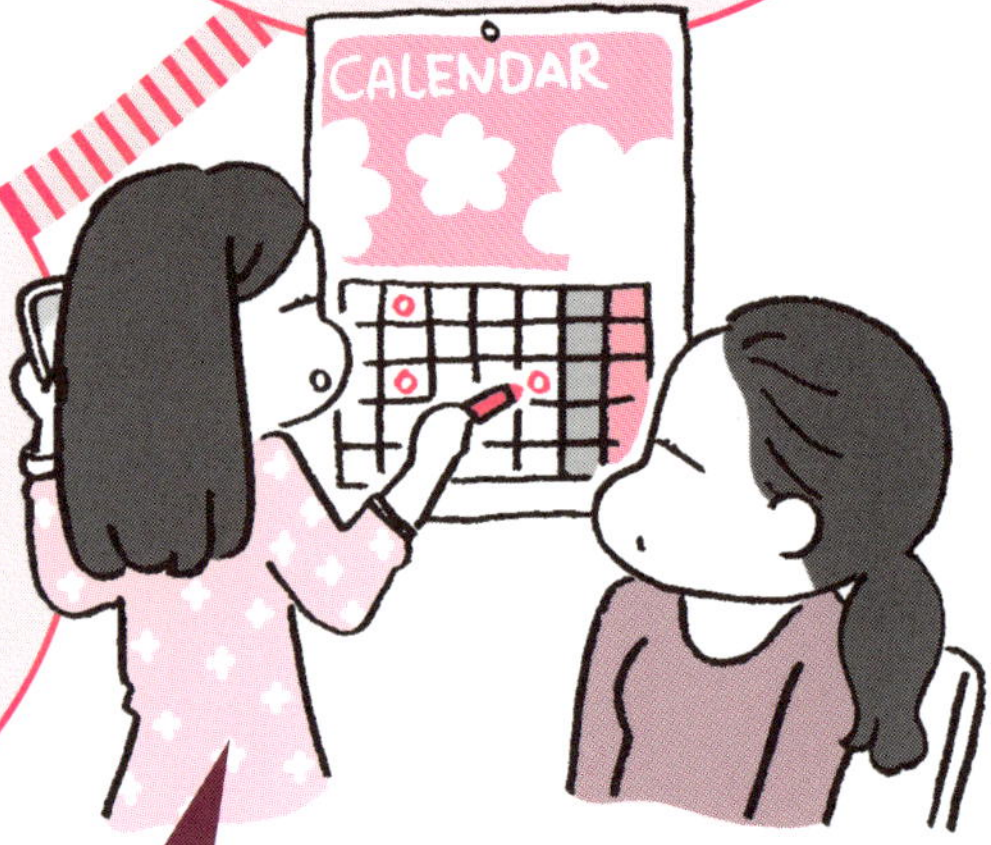
CALENDAR
いつ学校に行けばいいですか?

宿泊行事に関する学習をおこなう日や時間割りを確認し、カレンダーにマークしておこう

### 「当日だけ参加」は避ける

子どもが「宿泊行事に参加したい」と思えるようになったのは、大きな変化です。不安なく参加できるよう、出発前からサポートしていきましょう。

### 学校での準備とともに家庭でも「予習」しておく

ずっと学校を休んでいる子どもに「宿泊行事には行きたい」と言われると、「よかった」と思うより先に、ほかの子に受け入れられるのかなどと不安になることもあるでしょう。

宿泊行事に限ったことではありませんが、校外でおこなわれる「お楽しみ」的な要素の強い行事にだけ参加する子どもに対して、「ずるい」などと思う子どもも確かにいます。周囲の子どもたちに受け入れられない状態で長い時間を過ごすのはたいへんです。

こうした事態を避けるには、当日のみの参加ではなく事前学習にも参加しておくことが必要です。

▼子どもが不安に思うポイント

| |
|---|
| ●集合時間に間に合うだろうか？ |
| ●話せる友だちといっしょの班・いっしょの部屋になれるだろうか？ |
| ●長い時間、歩けるだろうか？ |
| ●体調が悪くなったとき、どうすればいいのだろう？ |

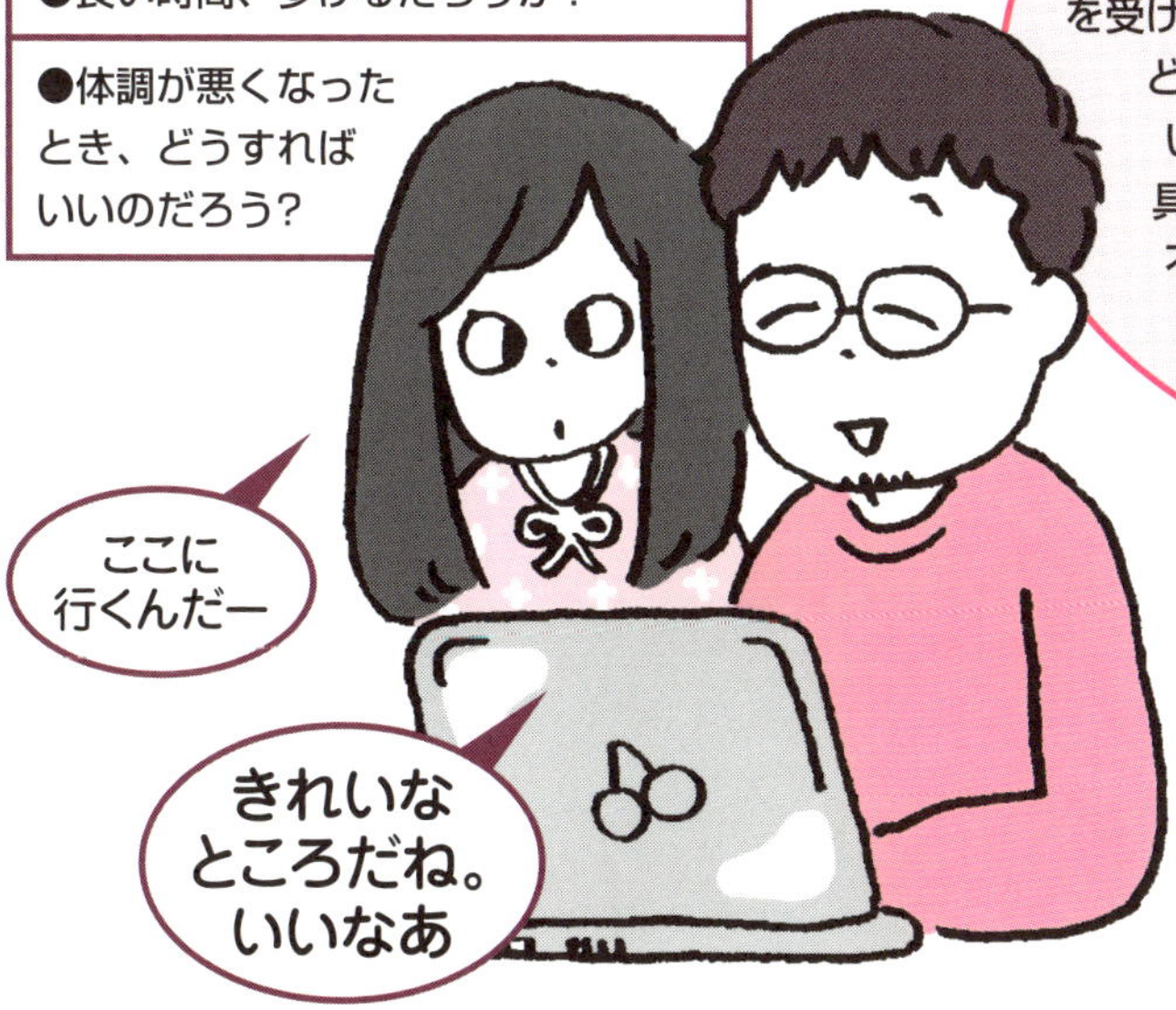
ここに行くんだー
きれいなところだね。いいなあ

## 行程を確認しながら、家でも予習

持ちものや行程が書かれた「しおり」を受け取ったら、なにをして過ごすのか、どんなところに泊まるのかなど、いっしょに予習しておきます。具体的なイメージがつかめると、不安な点も明らかにしやすく、あらかじめ対応策を考えておくこともできます。

## 当日

当日、体調を崩して参加できない、途中で「お迎え」を要請されるなどといったこともあることは念頭に置いておきましょう。

## 「その後」のフォローも大切

準備を重ねて参加しても、友だちとあまりかかわれなかったり、体力的にヘトヘトになってしまったりと、十分に楽しめずに帰ってくることもあります。そんなときこそ、「行こう」と思ったこと、「(一部だとしても）行けた」こと自体を認め、ほめるように心がけます。強く肯定されることで、子どもの「行かなければよかった」という思いは小さくなるでしょう。

あんまり面白くなかった……

疲れた……

よくがんばって行ってきたね！

行けたんだから、すごい！

ゆっくり休んでね

宿泊行事後、必ずしも登校できるようになるとは限りません。しかし、「参加しよう」という気持ちになったのは大きな一歩です。「参加できた」という達成感を得られるよう、応援していきましょう。

進級の前に

# 学級編成などの希望は伝えてみてもよい

「この子とは別のクラスにしてほしい」「○○先生が担任のクラスにはしないでほしい」などの要望があれば、事前に伝えてみるのも一法です。

### 進級前のよくある悩みごと

対人関係上の悩みがある場合、元の学級に戻ることに大きなためらいを覚えていることがあります。

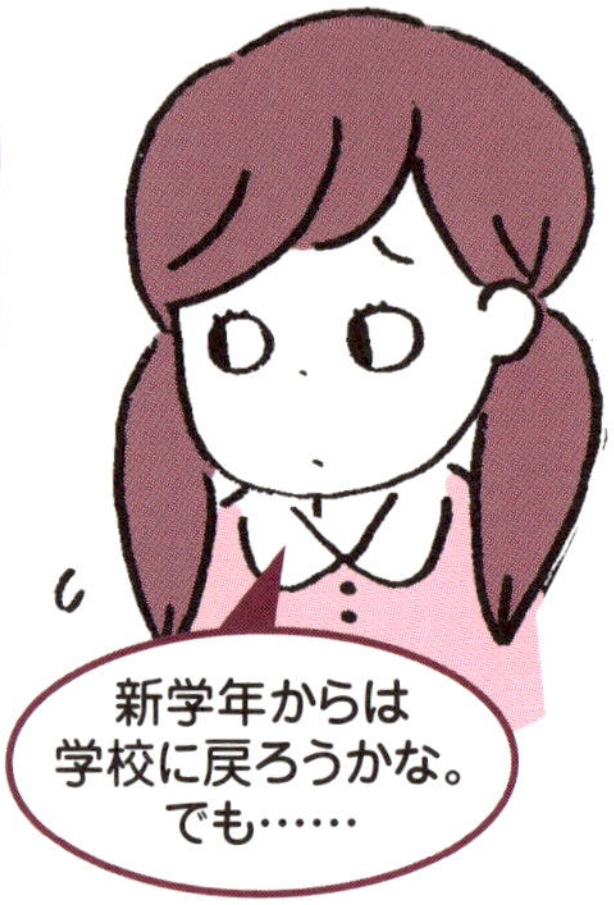


**「苦手な友だち」の問題**

不登校のきっかけが、特定の子どもからのいじめであることが明らかな場合には、学校としても、次の学級編成では配慮するでしょう。しかし、客観的にみていると、いじめとは言いがたいこともままあります。

あの子とだけはいっしょのクラスになりたくない！

○○ちゃんと同じクラスだといいなあ……

**「苦手な先生」の問題**

担任の先生に対して、「どうしても合わない」と感じている場合もあります。

あの先生が担任になったらどうしよう……

○○先生のクラスだったら、安心なんだけどなあ……

### 再スタートを切るよいチャンス

学年が変わる進級時は、クラス替えにより人間関係が一新されることもあり、再スタートを切るよいチャンスです。一方で、クラス替えがあるからこそ不安が高まることもあります。学級編成などに関する要望があれば、学校に相談しておくのもよいでしょう。

要望が叶ったかどうかにかかわらず、進級後は、担任の先生との密な連携が必要です。先生の間でも引き継ぎはありますが、子どもの特性や家庭の事情、配慮をお願いしたいことなどは、親が先生と直接会って話しておきましょう。なるべく早めの時期に、一度時間をとってもらいましょう。

## 対応のしかたはいろいろ

進級時にクラス替えや、担任の変更などが予想される場合には、子どもの要望を伝えてみることで、再登校へのモチベーションが上がることもあります。ただ、親が先回りして心配しているだけのことも。子どもの気持ちを確認することが必要です。

### 要望を伝えるかどうかは子ども自身に決めさせる

子どもが不安を口にしていても、不安な気持ちを聞いてもらいたいだけで、特別な対応をとってほしいとは思っていないこともあります。

ただ、そんなお願いをするのは悪いことだと思っているのかもしれません。学校に要望を伝えるかどうかは、子ども自身に決めさせます。

新学期から
登校したいと言って
いるのですが、お願いが
ありまして……

そんなこと
お願いしていいのかな？
ずるくない？

ずるくないよ。
自分が行きやすい方法を
考えて、伝えるのはいいことだよ。
ただ、願ったとおりになるとは
限らないけどね

### 学校への相談は3月までに

次年度の学級編成は、３月末から４月初めにおこなわれます。要望を伝える場合には、それまでに、学校に相談してみます。

- ●クラスメートに関すること
⇒学級担任に相談
- ●担任に関すること
⇒学年主任の先生に相談

いきなり教育委員会
などに申し立てるのは、
学校との関係を悪化
させるもと

### 希望どおりにいかなかった場合には……

学級編成は、さまざまな角度から検討され、決められていきます。要望は伝えても、その他の条件を組み合わせて考慮すると、そのとおりにはいかないこともあります。とくに１学年のクラス数が少ない小規模学校ではそうしたことが起こりがちです。

希望どおりにいかなかったからといって、再登校がうまく進まなくなるわけでもありません。そこばかりに目を向けず、これからのことを考えていくことも大切です。

ま、しかたないね。
その子にふりまわされるのは
もったいないかなあって、
私は思うよ

小学校から中学校へ

# 入学前の相談・準備で心配を減らしておく

小学校を長く休んでいたり、休みがちだった場合、中学校への進学は親子ともども期待と不安が半々といったところでしょう。進学前から準備を進め、不安を減らしていきましょう。

## スムーズな移行を目指す

中学校への進学は、新たな気持ちで再スタートを切るチャンスです。スムーズなスタートを切れるように、入学前から準備を進めておきましょう。

### 学校を選ぶ

とくに希望がなければ、小学生の進学先は自治体が指定する公立の中学校になります。

中学受験をして進学する場合や、公立中学校でも選択制を採用している自治体であれば、子どもといっしょに学校見学などに行き、進学したい学校を決めます。

### 子ども自身に決めさせる

いくつかの候補のなかから学校を選ぶ際には、最終的な決断は子どもに任せます。進学後、たとえうまくいかないことがあっても、「自分でここに決めた」ということで、納得もしやすくなります。

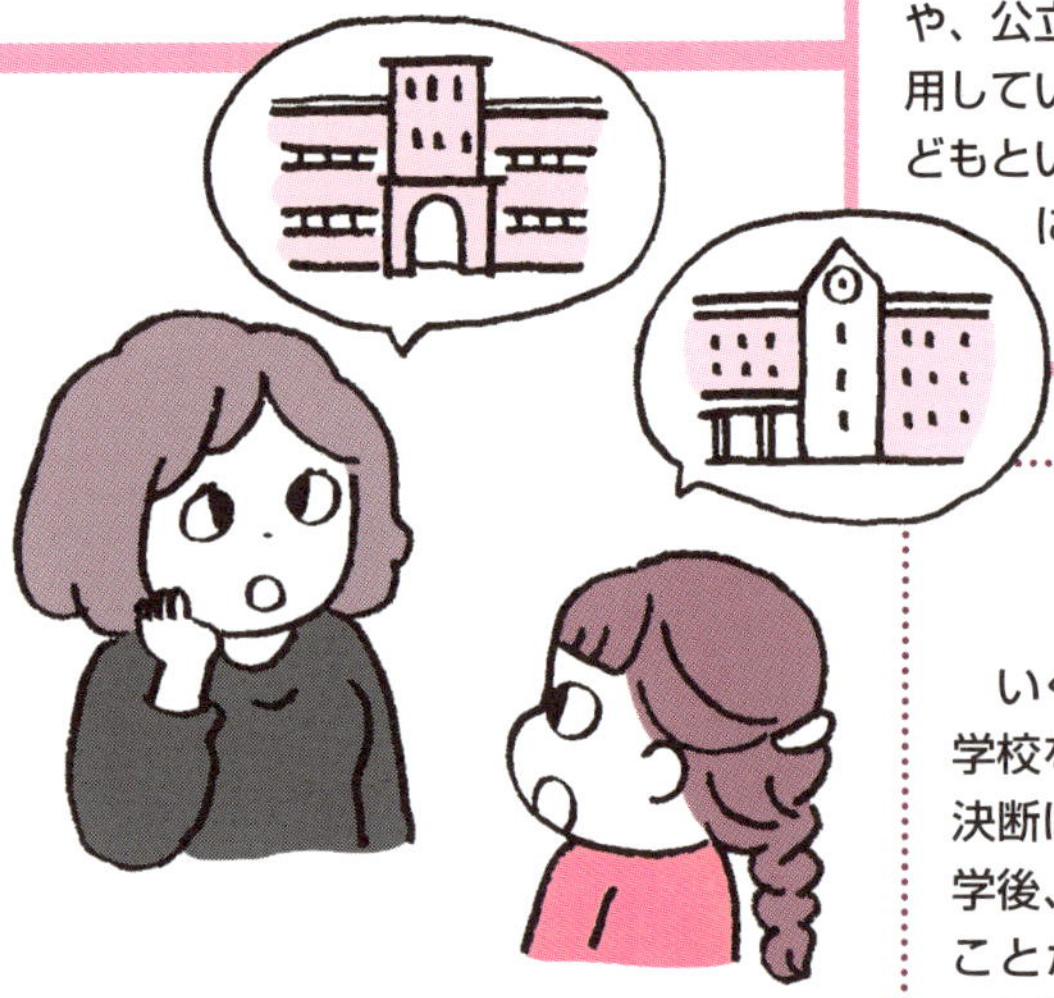

通学時間、クラスの数、部活動や行事の特徴のほか、学校の周囲や通っている生徒の雰囲気を知るためにも、実際に足を運んでみよう

### 子どもの意欲だけでなく適切なサポートも必要

小学校高学年になると、中学校への進学が現実的なものとしてみえてきます。「中学校では、がんばりたい」と心に決めている子どもも少なくありません。

一方で、中学校では小学校以上に不登校の子どもが多いという現実もあります（→P10）。とくに進学を機に登校を再開した場合、一ヵ月、あるいは一学期間はなんとか登校したものの、大型連休や長期休暇をはさんで、再び不登校になることは珍しくありません。

「今度こそがんばれ！」という激励は控え、子どもの負担を減らせるよう、適切にサポートしていきましょう。

「算数」じゃなくて「数学」になるよ

部活は、先輩と仲よくなれて楽しかったなあ

## 中学校での生活を具体的にイメージさせる

教科ごとに先生が替わること、部活動や学校行事のことなど、自分の中学時代の思い出でもかまわないので、中学校での生活の様子を話してみるのもよいでしょう。

怖がらせたり、不安をあおったりするような話は控えます。

## 入学を予定している学校と事前に相談する

入学予定者を対象にした入学説明会をおこなう学校も多いでしょう。そうした機会に、子どもの状況を伝えておきます。別途、相談の時間をとってもらえるか、お願いしてみるのもよいでしょう。

また、入学後、担任の先生が決まったら、なるべく早い時期に、直接相談しておきましょう。

▼主な相談内容

- ●小学校での不登校が、どんなきっかけで始まり、どのくらい続いているか
- ●学習面で配慮が必要なことがあれば、具体的な内容
- ●本人が得意とすることはなにか
- ●同じ学校に進む友だちのだれを頼りにしているか、だれと確執があるか。クラス編成で配慮してもらえないか

## 親も学校とのつながりを保つ

小学校時代にくらべ、中学校では親の協力を求められる場面は少なくなります。親が学校に足を運ぶ機会も減ります。

初回の保護者会には必ず出席し、子どものことを率直に話しておくとよいでしょう。ほかの保護者とつながることで、さまざまな情報が入りやすくなります。

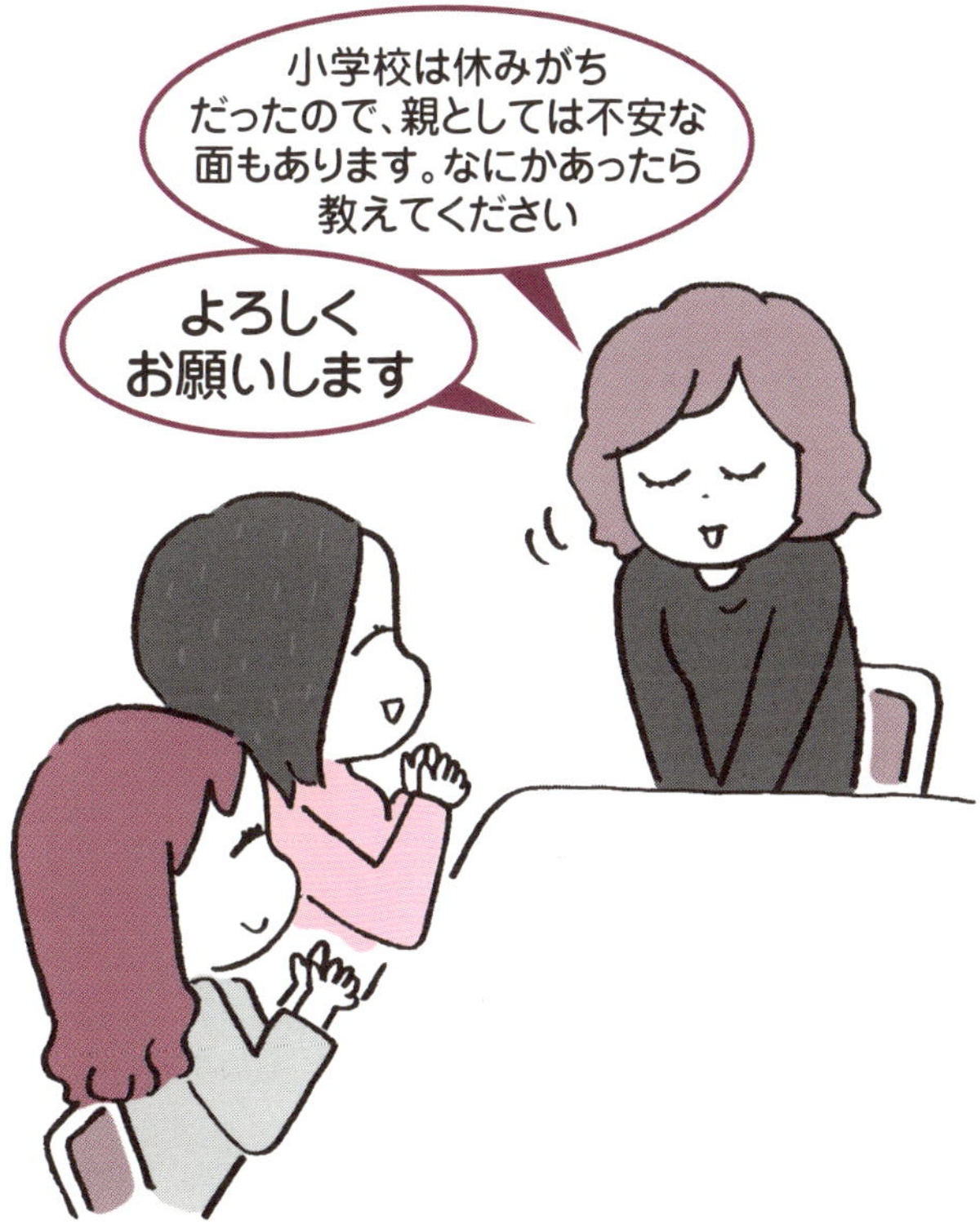
小学校は休みがちだったので、親としては不安な面もあります。なにかあったら教えてください
よろしくお願いします

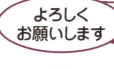

中学校からその先へ

# 義務教育後の進路は選択肢が多い

小学生と違い、中学卒業後の進路は多様です。さまざまな選択肢があることを示したうえで、本人が「こうしたい」と決めるまで、待つことも大事です。

## 子どもを「その気」にさせるコツ

「中学卒業後は進学したい」と言いながら本人がなかなか動き出さないときには、ちょっとした「仕掛け」が必要です。

### まずは期限を告げておく

進学するつもりなら、どこに進むにせよ手続き上の期限があります。「ここまでに決める」と期限を示し、全日制の高校を目指す場合には、中学校での成績が合否を左右することもあることは、はっきり伝えておきます。

↓

### 資料を集め、置いておく

子どもの関心に近そうな学校の見学や説明会に誘っても乗ってこないようなら、まずは親だけで行き、現状を話したうえで受け入れ可能か相談してみます。 現実的な選択肢と考えられる学校のパンフレットを、子どもの目の届くところに置いておきます。

↓

### 興味を示すまで待つ

「ここに行こうかな」と子どもが言い出すまでは、しばらく待ちます。期限が迫ってきたら、「そろそろ決めて」と促すのはかまいません。

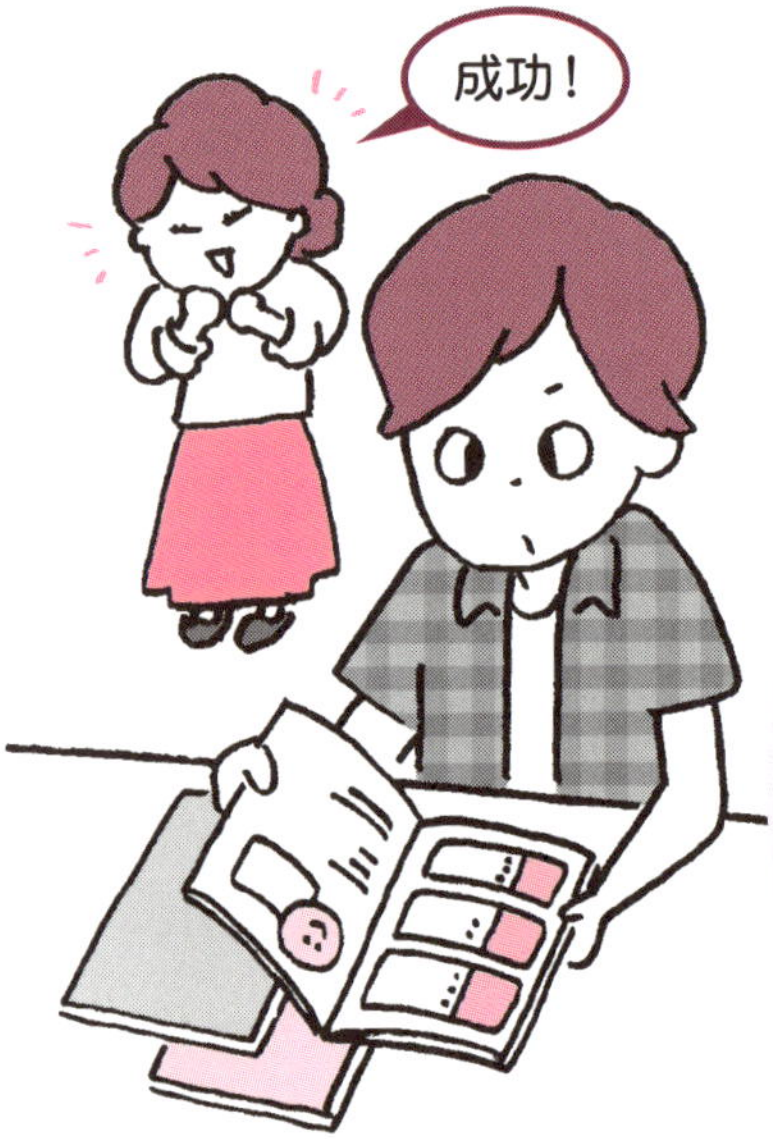


## 決断するのは本人。待つことも大切

中学三年生になると、義務教育の終わりがみえてきます。「高校は行きたい」などと言うのに志望校を検討せず、学校には行かず、勉強もしない様子にやきもきさせら

## 進路のいろいろ

中学校から先の進路は自由に決められますが、大半は高等学校に進んでいます。卒業後、すぐに進学しない場合には、高卒認定試験（高等学校卒業程度認定試験）を経て大学を目指すという道もあります。

### サポート校

いずれも学校教育法などの法令の適用を受けないという点は、フリースクール（→ P23）と共通しますが、対象者や活動内容は異なります。サポート校は、主に通信制高校で学ぶ生徒や、高卒認定試験を受けようとしている人の学習支援をおこなうところです。

### 高等専修学校／高等専門学校

どちらも中学卒業者を対象としますが、高等専修学校は実践的な職業教育をおこなう「専修学校」のひとつ。高等専門学校（いわゆる高専）は、より専門性の高い教育をおこなっている学校です。

### 海外留学

子どもが強く希望していることが大前提です。また、帰国後、日本の大学に進もうとする際、高卒認定試験に合格する必要がある場合もあります。

### 就労

選択肢のひとつではありますが、就労先は限られているのが現実です。

### 高等学校

高校（高等学校）の教育課程は、大きく3つに分けられます。いずれも規定の単位を取得すれば、高卒資格を得られます。

学年ごとに定められた単位の取得が求められる学年制の学校と、学年にとらわれず、科目ごとに設定された単位数を取得すれば卒業できる単位制の学校があります。

■**全日制高校**：いわゆる普通高校。中学校での成績が合否判定にかかわることもある

■**定時制高校**：昼間の定時制もある。卒業まで原則4年かかる

■**通信制高校**：レポートや添削指導、テストなどで単位が認定されるため、自宅やサポート校などでの学習が中心。実技科目や学校行事の際には登校する。単位制をとっているので、卒業までの年数は人によっていろいろ

れることもあるでしょう。けれど、本人も不安は大きいのです。あまりせっつくと、かえってやる気を失ってしまうこともあります。

今はさまざまな高校があります。通信制なら中学での成績にかかわらず入学でき、高校卒業資格はとれます。焦らず子ども自身の決断を待つことも、大人の大切な役割です。

**転校**

# できる限り本人の希望を尊重する

子どもが「転校したい」と言い出したり、親のほうが「転校させたい」と考えたりすることもあるでしょう。それもひとつの選択肢ではあります。ゆっくり検討しましょう。

## 「転校したい!」への応え方

転校を願う子どもには、デメリットもきちんと伝えたうえで、意志を確認します。

### 転校したら変わるかも!?

不登校の子どもなら、だれしも一度は考えることかもしれません。願いを口にするのは、「今の状況を変えたい」という気持ちの高まりを示すと考えられます。

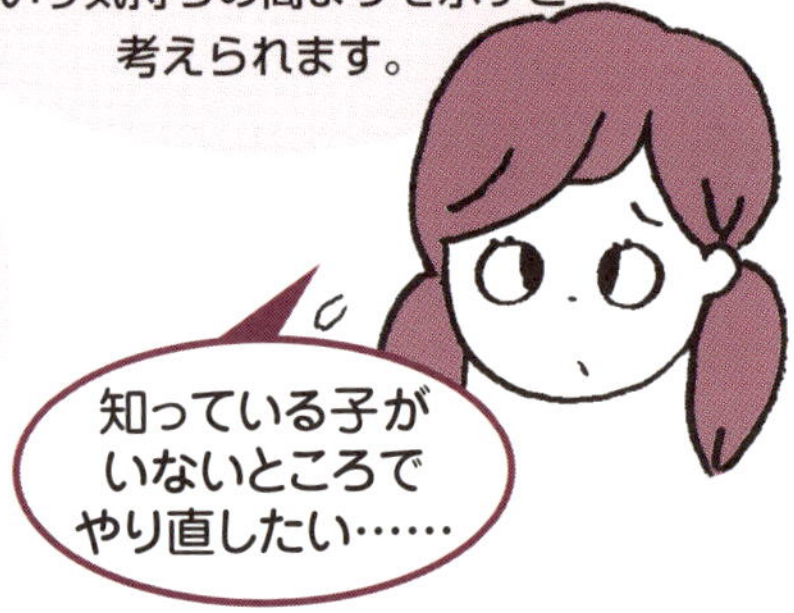
知っている子が
いないところで
やり直したい……

### よく話し合ってから決める

転校を機に登校できるようになる可能性はありますが、必ずうまくいくとも限りません。転校することのメリット・デメリットを挙げながら、親子でよく話し合いましょう。

▼メリット

| |
|---|
| ●環境が変わり、気持ちを一新しやすい |
| ●先入観なく、受け入れてもらえる可能性がある |

▼デメリット

| |
|---|
| ●知人がまったくいない環境で、いちから人間関係を築かなければならない |
| ●遠距離通学になれば、体力的な負担が大きい |
| ●手続きは簡単ではない。親の負担も大きい |

### 私立の学校から転校をすすめられることも

私立の学校に通っている子どもが不登校になった場合、学校のほうから転校を促されることもあります。小中学生であれば、手続き上、公立の学校への転入はスムーズですが、子ども本人は「退学した」という事実に、深く心が傷つくことも。すぐに気持ちを切り替えて登校できるようになるとは限りません。

それでも、急に「行く」と言い出すこともあります。準備は進めておきましょう。

制服(標準服)や教科書、体育着などはすべてそろえておく

元の学校への再登校と同様に、無理のない登校のしかたを考える(→P69)

## 子どもの強い決意は大切にしたい

転校には、やり直しのチャンスという面があります。不登校のきっかけが特定の子どもとの深刻なトラブルである場合などは、転校を検討するご家庭もあります。

一方で、子どもは「転校したい」と言っていても、大人の目からは「転校したところで事態は変わらない」と思えることもあります。

ただ、転校するかどうか決めるうえで、いちばん重要なのは子ども本人の気持ちです。「今度こそ、絶対にがんばる！」という強い決意は、大切にしたいところです。

親が「転校させたい」と考えている場合も、子どもの意志を尊重してください。無理強いしても、登校には結びつきにくいでしょう。

### うまくいかなかったときこそ フォローが大切

今度こそと思っていても、転入先で再び不登校になることはあります。子どもは、自分のふがいなさ、親への申し訳なさでいっぱいになることでしょう。

しかし、「なんとかしたい」という気持ちがあればこその挑戦だったのです。「気にしていないから大丈夫」という親の姿勢が、子どもの気持ちの安定につながります。

○ まあ、人生長いから。うまくいかないことはあるよ。私も転職で苦労したからなあ……

○ お互いよくがんばったね。これからどうするか考えていこう

× だから、やめたほうがいいって言ったのに！

心の傷をえぐるような言葉は、絶対に口にしないこと

### 具体的な手続きを進める

「転校する」と決めたら、転出校、転入校、教育委員会にかけあい、手続きを進めていくことになります。転入が認められた場合には、転入先の学校との相談が必要です。

▼転入先の学校に伝えておくこと

- 子どもの現在の状況
- 不登校のきっかけになったこと
- 配慮してほしいこと

COLUMN

# PTA活動への参加は情報を集めるよい手段

## 「つながり」を意識的に深めよう

子どもに登校しぶりや不登校の経験がある場合、親が学校とのつながりを意識的に強めておくことは、大きな意味があります。保護者会に出るだけでなく、可能ならＰＴＡの仕事に積極的に参加してみるとよいでしょう。

学校に行く機会が増えると、先生方と顔を合わせることも多くなります。ほかの保護者と話をする機会も増えるので、学校の情報はぐんと集まりやすくなります。学校の様子、クラスの雰囲気や子どもたちの人間関係などは、自分の子どもに聞くより、周囲の保護者に聞いたほうがよくわかったりもします。なにかトラブルがあったときも、小さなうちに解決しやすくなります。

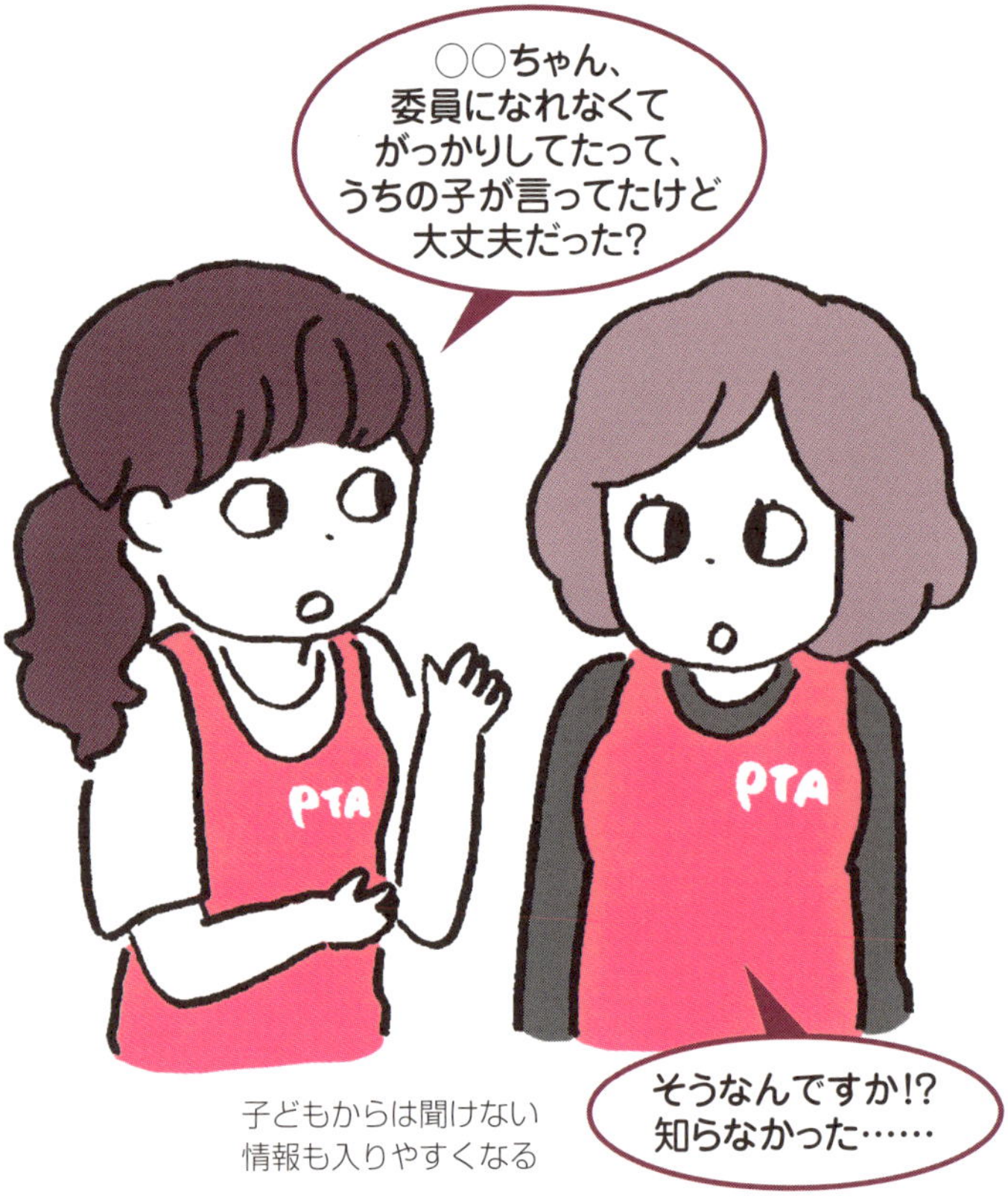
○○ちゃん、委員になれなくてがっかりしてたって、うちの子が言ってたけど大丈夫だった?
PTA
PTA
そうなんですか!? 知らなかった……

子どもからは聞けない情報も入りやすくなる

第5章

# 親自身の悩みも軽くしていく

親自身、気持ちに余裕がないと、
子どもに対してなかなかうまく対応できない、
ということもあります。
親が、自分自身を元気にする方法を見つけることは、
子どものためにも大切です。

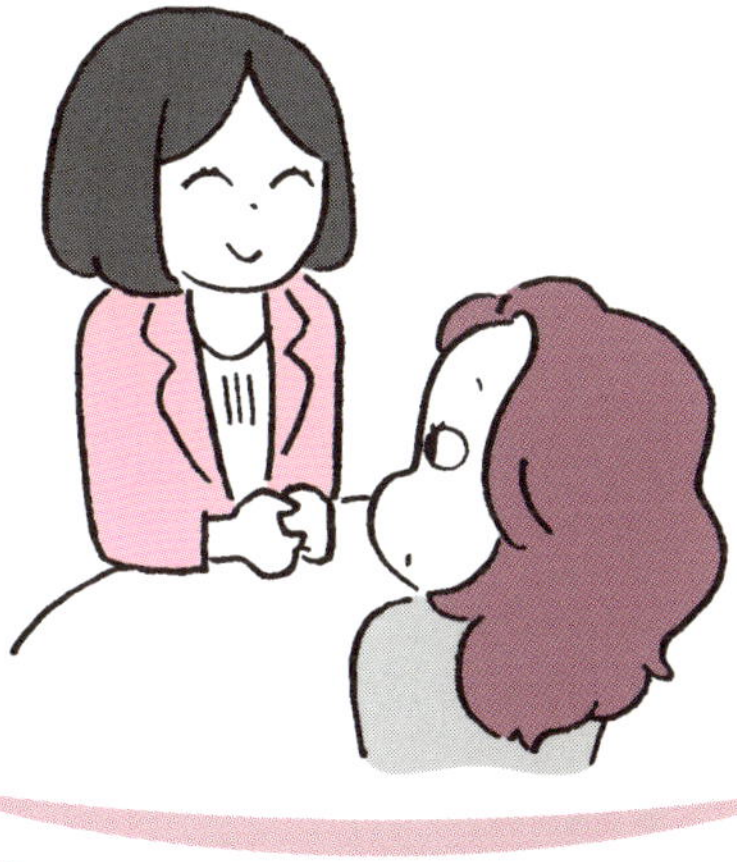

失望感が強いとき

# 親子といえども別人格。価値観も違う

自分が思い描く「幸せなコース」から、子どもも自分も外れてしまったように感じるときは、「子どもと自分は別の人格」という認識が、失望感をいやす鍵になります。

## 「がっかり」の理由はなに？

不登校の子どもをもつ親の気持ちは複雑です。心配というだけでなく、「がっかりした」という思いをもつこともあります。

### 自分の思いどおりにならないから

子どもが順調に育っていくことで、「自分の人生は間違っていなかった」と感じてきたのだとしたら、子どものつまずきによって、自分自身の幸せが傷ついたような失望感をいだくこともあるかもしれません。

### 「幸せなコース」を外れたように思うから

幸せをつかむには、学校に行き、一生懸命勉強して、いい学校を出て、いい仕事に就くことが必要――そうした価値観のなかで生きていれば、不登校の子どもは「幸せになるためのコース」に入りそこねたように見えるでしょう。

失望感のみならず、人生の落伍者になっていくかもしれないという恐怖感すら、覚えるかもしれません。

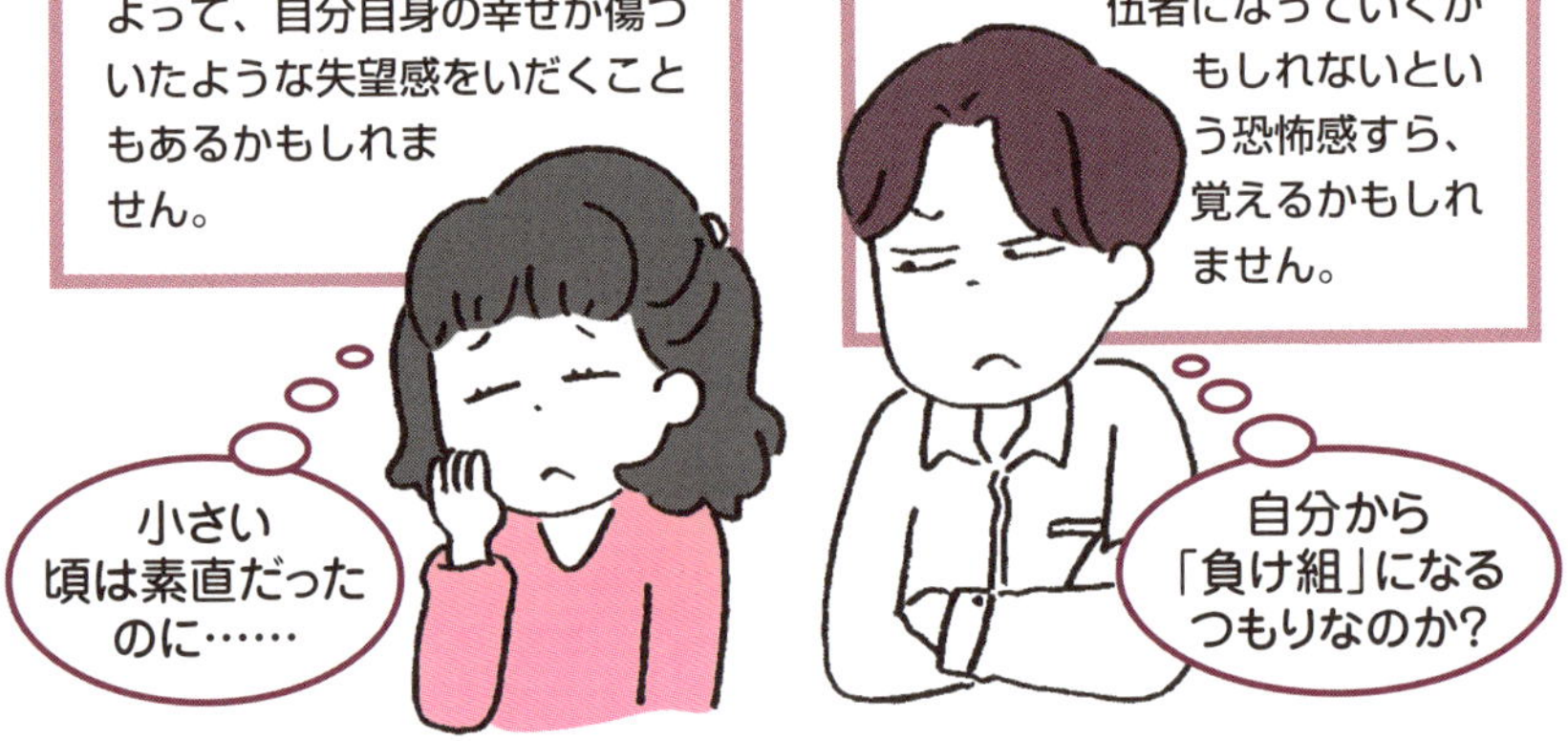
小さい頃は素直だったのに……
自分から「負け組」になるつもりなのか？

## 自分の価値観を変える必要はない

親自身の価値観、たとえば「『幸せ』のためには、学校に行くことが大切である」という考えと子どもの状態が相容れないからといって、「学校に行かなくても幸せになる道はある」などとは、なかなか思えないものです。

自分の価値観を変えることはできないでしょうし、変える必要もありません。ただ、「子どもは親の価値観に従うのが当たり前」と考えているのなら、そこは少しずつ、認識を改めていく必要がありそうです。親子であろうとも別の人格です。「上手にあきらめていくこと」で、失望に代わる希望が見えてくるかもしれません。

## 上手な「あきらめ」が気持ちを軽くする

コースに戻そうとしても戻らない、戻りたがらない子どもに、言いようのない焦りを覚えるかもしれません。けれど、戻そうとしているコースが唯一の道なのでしょうか？

### 親子でも価値観は共有できないことがある

「大切にしていること」は、親子でも食い違っていくことがままあります。

成長とともにいろいろな価値観があることに気づく
→親が自分の価値観を押しつけようとすれば、反発もするでしょう。

努力しても、親の期待には応えられそうにない
→同じ価値観のままであれば、自己否定感が強まるだけ。子どもにとっては、違う価値観を見出すことのほうが重要です。

### 子どもと自分は別の人格であることを認識する

別の人格を思いどおりにコントロールすることはできません。親が「自分の思いどおりに育てること」を上手にあきらめれば、風通しのよい関係に変わるかもしれません。

### 子ども自身に選択させる

子どもの人生は子どものもの。自分で決めさせることが重要です。ただ、子どもの視野は狭いかもしれません。選択肢のひとつとして親の考えを伝えるのはかまいません。

学校に行く意味はない

意味がわからないから学校に行きたくない

目標ができれば「行く」という選択をできるようにもなる。目標をもてるように促すことは大切

### 子どもの選択を応援する

A と B、2 つの道があるとします。親は A のほうがよい、子どもにも合っていると考えていても、子ども自身は B を選ぶかも。その際、両方のメリット・デメリットをともに考えます。そのうえで子どもが B を選ぶなら、親の価値観と違っていても応援してください。間違っても、無理やり A に行かせてはいけません。

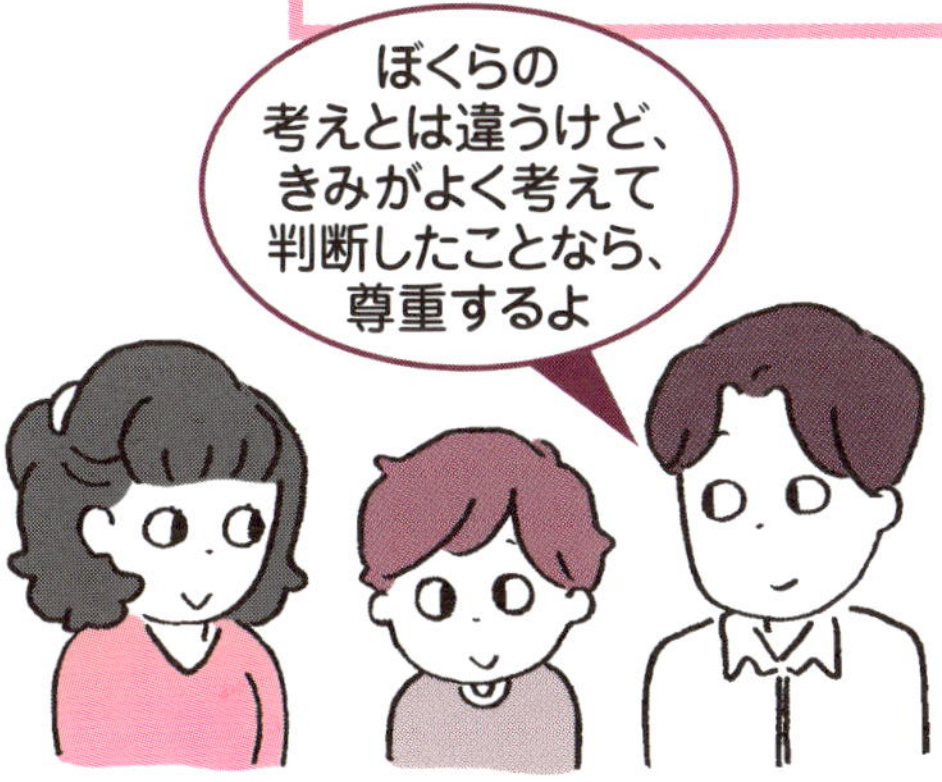
ぼくらの考えとは違うけど、きみがよく考えて判断したことなら、尊重するよ

自責の念が強いとき

# 「私のせい」という悔いは今後にいかす

私のせいで、この子は不登校になってしまった――そんな思いが強いときこそ、あえて開き直りたいところです。親に謝られても、子どもの気持ちが楽になるわけではありません。

## 自分を責める気持ちに歯止めをかける

子どもが不登校になったことで、「子育て失敗」という烙印を自分で自分に押していないでしょうか? それは、自分を苦しめるだけでなく、子どもの負担にもなりかねません。

### 親が自分で自分を責めて、落ち込んでいる

「甘やかしすぎたのか」「仕事を優先しすぎた」「愛情が足りなかったのかも」「夫婦仲が悪くて子どもに負担をかけたのかも……」など、あれこれ考えてしまいがちです。

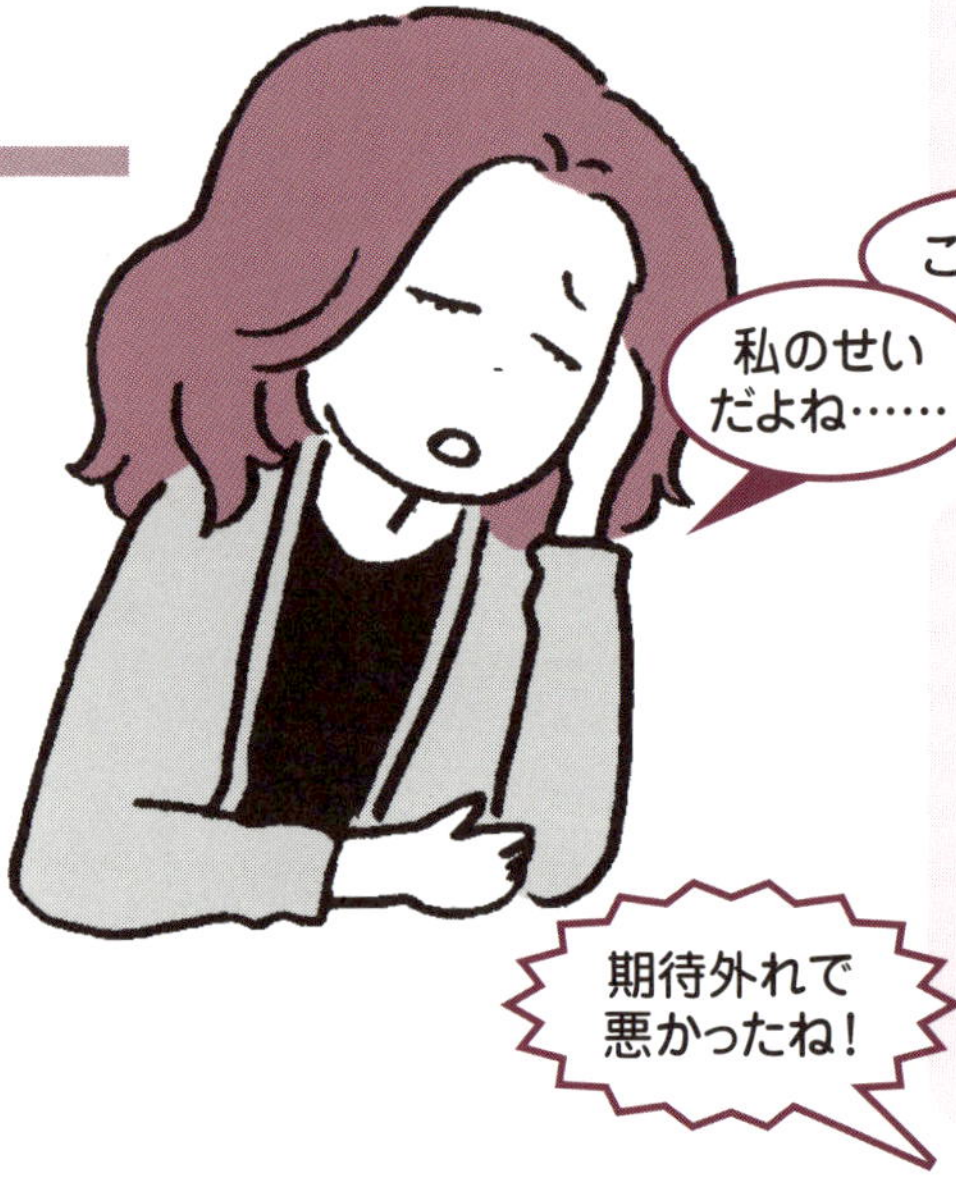
ごめんね
私のせいだよね……
期待外れで悪かったね!

### 子どもはいらだつ

- 自分は親を落ち込ませるようなダメな人間である
- 自分自身を肯定できなくなる
- 落ち込ませないような「いい子」にはなれない
- 自分自身へのいらだちをつのらせる

## 過去の自分を責めてもやり直すことはできない

不登校には、育て方を含めた家庭環境、子ども自身の特性や学校の環境、社会的な風潮など、さまざまな要因が複雑に絡み合い影響を与えています。子育てだけを問題視しても、今さら戻ってやり直すことはできません。解決の糸口がつかみにくくなってしまうおそれもあります。

また、親が自責の念にかられる姿は、子どもの現状を「失敗」ととらえている、というメッセージを伝えてしまいます。

親が自責の念を強めても、あまりよいことはありません。自分を責めすぎず、これからに目を向けていきましょう。

## 周囲の人からの言葉も、自信の回復につながる鍵

「一生懸命やってきた」と自分に言い聞かせるだけでなく、周囲の人がそれを認めることで、気持ちはぐんと楽になるでしょう。

子どものよい点、よい変化を見つけ、周囲の人がそれを肯定することが、「あなたの子育ては間違っていないよ」という最大のメッセージになります。

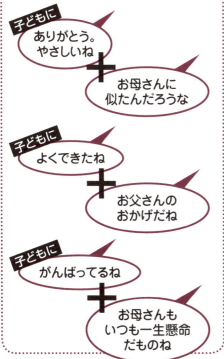

子どもに

ありがとう。やさしいね

＋

お母さんに似たんだろうな

子どもに

よくできたね

＋

お父さんのおかげだね

子どもに

がんばってるね

＋

お母さんもいつも一生懸命だものね

## ときには「開き直り」も必要

子どもに「私が悪かった」と謝ってもいらつかせるだけです。子どものことを、「すべて自分の育て方の影響」と考えるのはやめましょう。

一生懸命やってきたもの。しょうがないか

これから、どうすればいいのかな

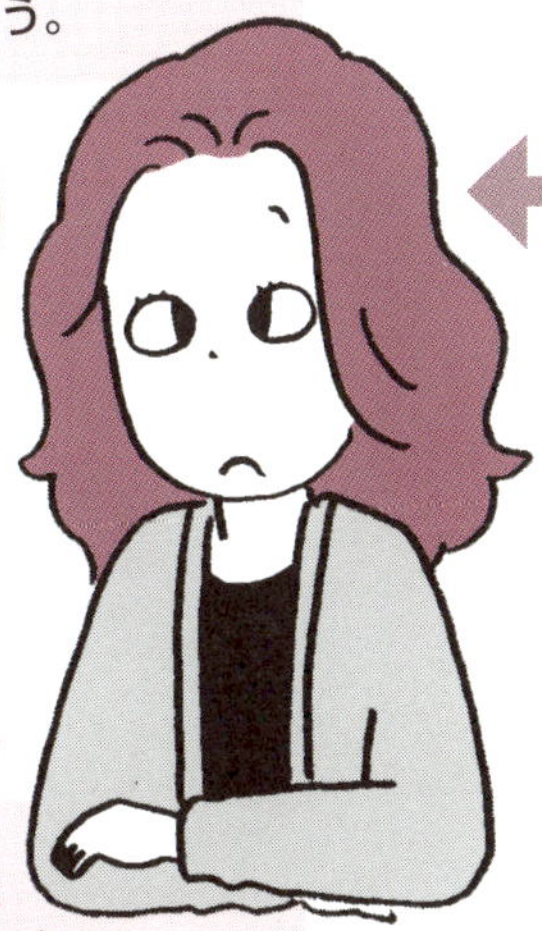

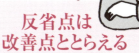

## 反省点は改善点ととらえる

それでも過去をふり返り、子どもとの接し方などについて、自分のふるまいに思うところがあるならば、今後にいかせばよいのです。

家庭環境など自分ひとりで変えにくいことは、「こういう状況で余裕がない」と率直に話すほうが、ただ謝られるより子どもは素直に受け止めやすいでしょう。

## 子どもの気持ちも楽になる

**逃げ出したいとき**

# 子どもと上手に距離をとることを目指す

不登校の期間が長くなると、これといった変化のない毎日に親のほうが疲れ果ててしまうこともあるでしょう。「ずっとそばにいなければ」と思いつめないようにしましょう。

**長期化するほど行きづまりやすい**

やるだけのことはやっていても、子どもからの反応がはかばかしくない――そんな状態が長くなれば、「次にどうするか」という前向きな気持ちは生まれにくくなります。

### 子どもがずっと家にいる

毎日、子どもといっしょに過ごす生活にストレスを感じるのは当然です。給食のある学校に行っていれば用意せずにすむ昼食の用意も、毎日しなければなりません。

↓

### 息がつまる

とくに専業主婦の場合、子どもの様子が気になると同時に、子どもの目も気になるものでしょう。ほっとする時間がとりにくく、息がつまるような苦しさを覚えがちです。

↓

### うまく対応できない

否定的なことを言うまい、子どものよいところを見るようにしよう――などと思っていても、親自身が苦しい状態であれば、それどころではありません。

**もう、ここから逃げてしまいたい！**

**子どもにとっても離れる時間は必要**

不登校の子どもは、自分が家にいることで家族に負担がかかっているのではないかと、引け目を感じているものです。親が浮かない顔でいれば子どもの気分も沈みがちです。だからといって、親が「笑

## 状況を変えよう

子どもが笑顔で過ごせるようにするには、まず親自身が、笑顔でいられるような状況をつくることを考えていきます。

### 吐き出す

胸につかえた気持ちは、だれかに聞いてもらうことで軽くなるものです。自分自身の悩みを吐き出せる場をもつことも大切です。

### 専門の相談機関の利用も考える

（→P96）

### 家から離れる、子どもから離れる

物理的に近すぎる関係は、親子といえども気づまりです。子どもが大きくなればなるほど、その傾向は強まるでしょう。家という閉じた空間から出たり、子どもと離れる時間をとったりして、気持ちのリフレッシュをはかります。

### 「ひとりの時間」をつくる

小学校高学年以上になれば、親がずっと家にいなくても子どもが困ることはまずありません。子どもを連れずに出かけたり、友人・知人と食事をしたりするなど、子どもと離れて過ごす時間をつくるのもよいでしょう。

### 子どもを連れて外に出かける

家の外に出れば、それだけで気分は変わります。無理強いはできませんが、できるだけ子どもといっしょに出かける機会をつくりましょう。子ども自身の興味にそったところなら、子どもも出かける意欲がわきやすいでしょう。

### 仕事はできるだけ続ける

自分のために、親が仕事をやめるなどという選択をすると、子どもは「重い」と感じるようです。

仕事を続けることは「子どもと距離を置きやすい」という意味でも、メリットが大きいといえます。

顔で過ごそう」とがんばってみても、状況が変わらない以上、心からの笑顔にはなれません。「できるだけ子どものそばにいよう」とすればするほど、息苦しくなりがちです。むしろ必要なのは、子どもと離れる時間です。子ども自身、小学校高学年、ましてや中学生ともなれば、親がずっといっしょにいるより、ひとりでいる時間があるほうが気楽ということも多いのです。

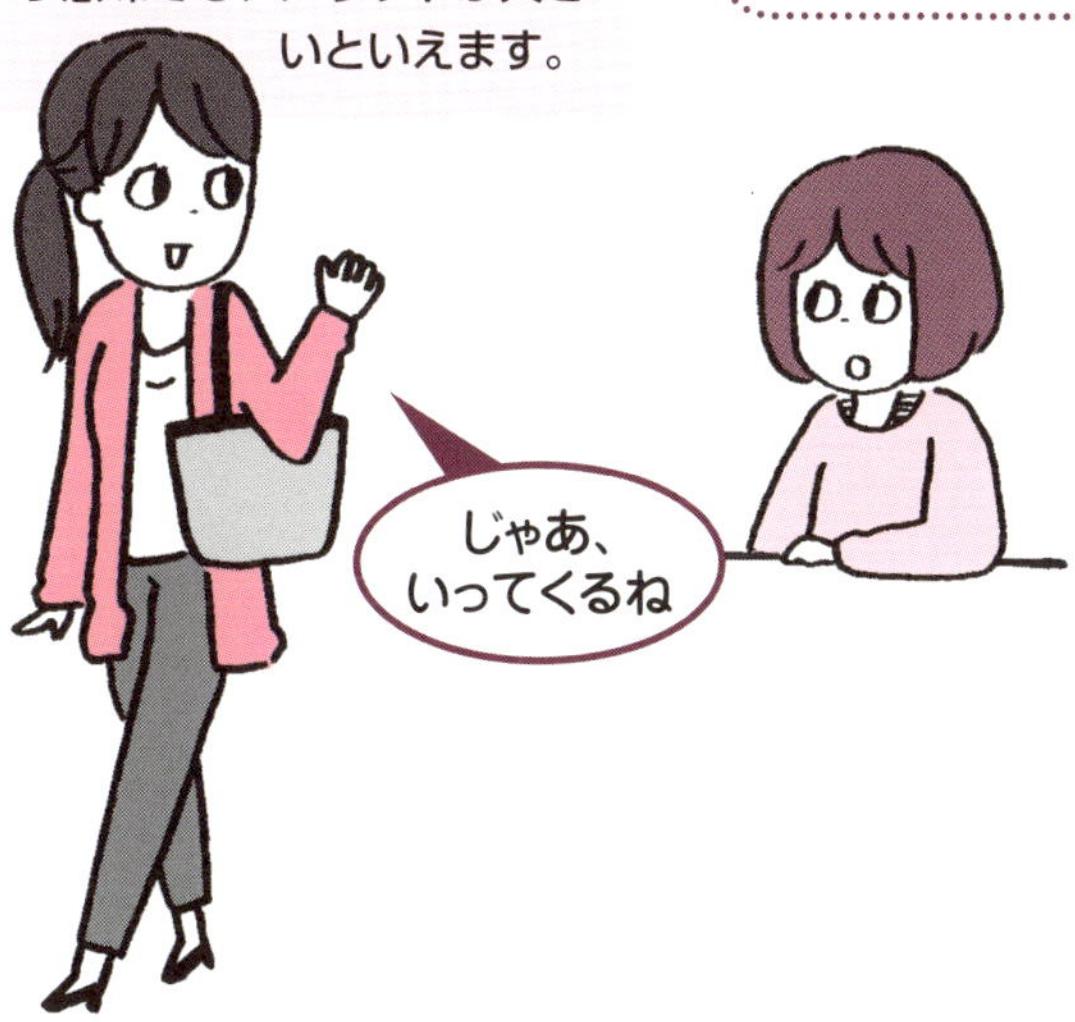

家族関係を調整する①

# 「無関心」は余裕のなさがまねくことかも

母親のほうが、子どもと接する時間が圧倒的に長いという場合、父親の子どもに対するかかわり方に不満がふくらみがちです。協力関係をつくるにはどうすればよいでしょう?

## 「ねぎらいの言葉」が鍵になる

無関心に見えたり、子どもを突き放すようなことを言ったりしているからといって、「どうでもいい」と思っているわけではないでしょう。仕事に追われ、余裕がないだけということも多いのです。

## 忙しい親にありがちなパターン

**子どものことは心配**
「こんな状態で将来はどうなる?」「もっと強くなってほしい」など、さまざまな思いがある

↓

ここに注目

**でも、仕事で忙しい**
1日の大半を仕事に費やしている人も多い

↓

**子どもにかかわる余裕がない**
人任せで関心がないように見えたり、子どもに指図するだけになったりしやすい

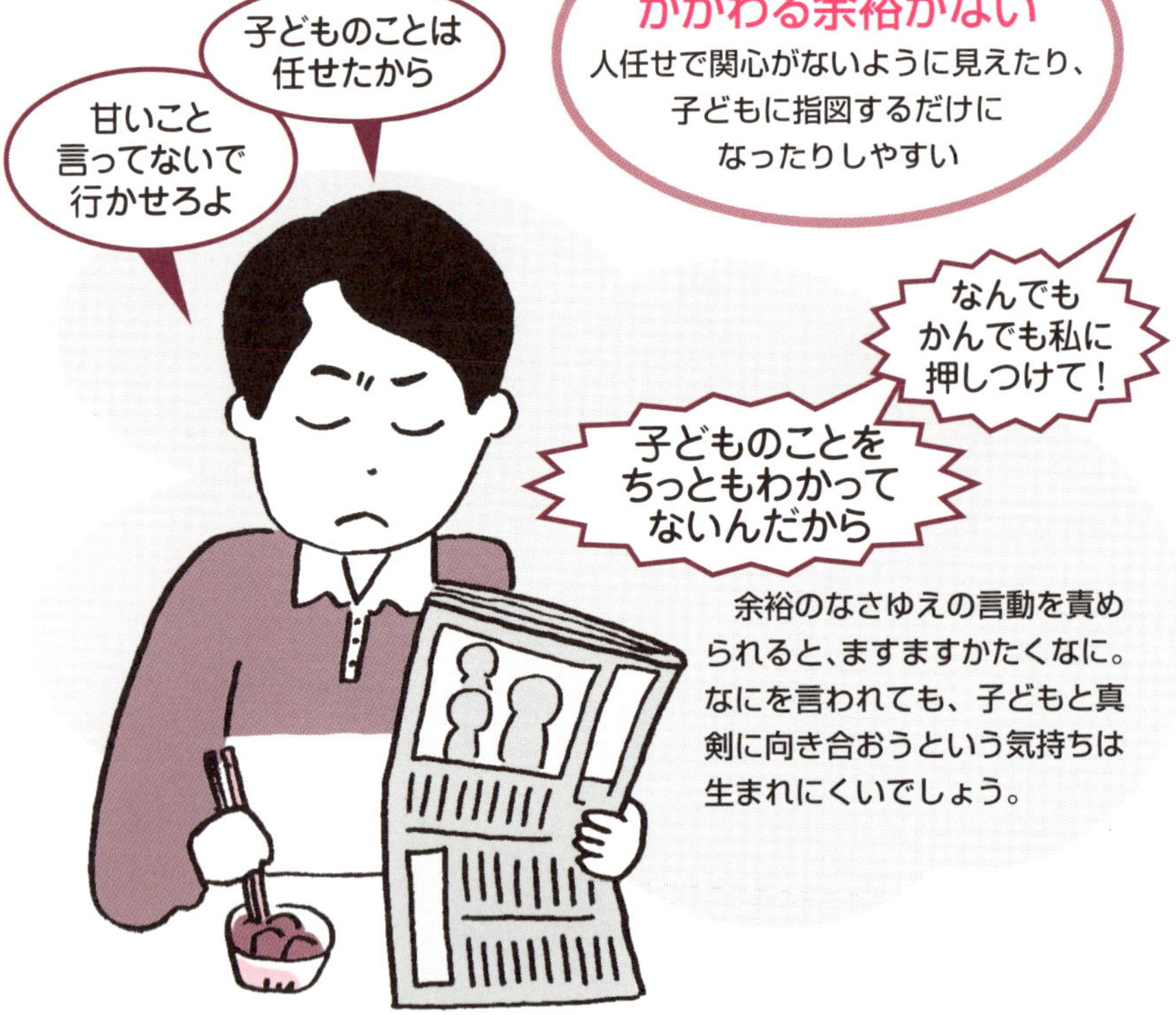

甘いこと言ってないで行かせろよ
子どものことは任せたから
なんでもかんでも私に押しつけて!
子どものことをちっともわかってないんだから


余裕のなさゆえの言動を責められると、ますますかたくなに。なにを言われても、子どもと真剣に向き合おうという気持ちは生まれにくいでしょう。

## 協力関係を築けるよう働きかけていく

子どもに対するエネルギーのかけ方が、父親と母親で大きく違うという家庭も多いでしょう。

子どもの不登校に悩み、なんとかうまく対応していきたいと考えている親（たいていは母親）は、もう一方の親（たいていは父親）の様子に腹立たしさを覚えることもあるかもしれません。子どもに関心がない、理解しようともしない……そんなふうに感じられるなら、腹立たしい思いをもつのももっともです。

しかし、ここは不満をぶつけて対立を深めるより、協力関係を築くにはどうしたらよいかを考えるほうが建設的です。上手に働きかけていきましょう。

### まずねぎらう

「忙しく、たいへんな毎日を送っている」ということを認められ、ねぎらう言葉がかけられると気持ちがなごみます。子どものことを心配する気持ちが表に出てきやすくなり、話が通りやすくなる可能性があります。

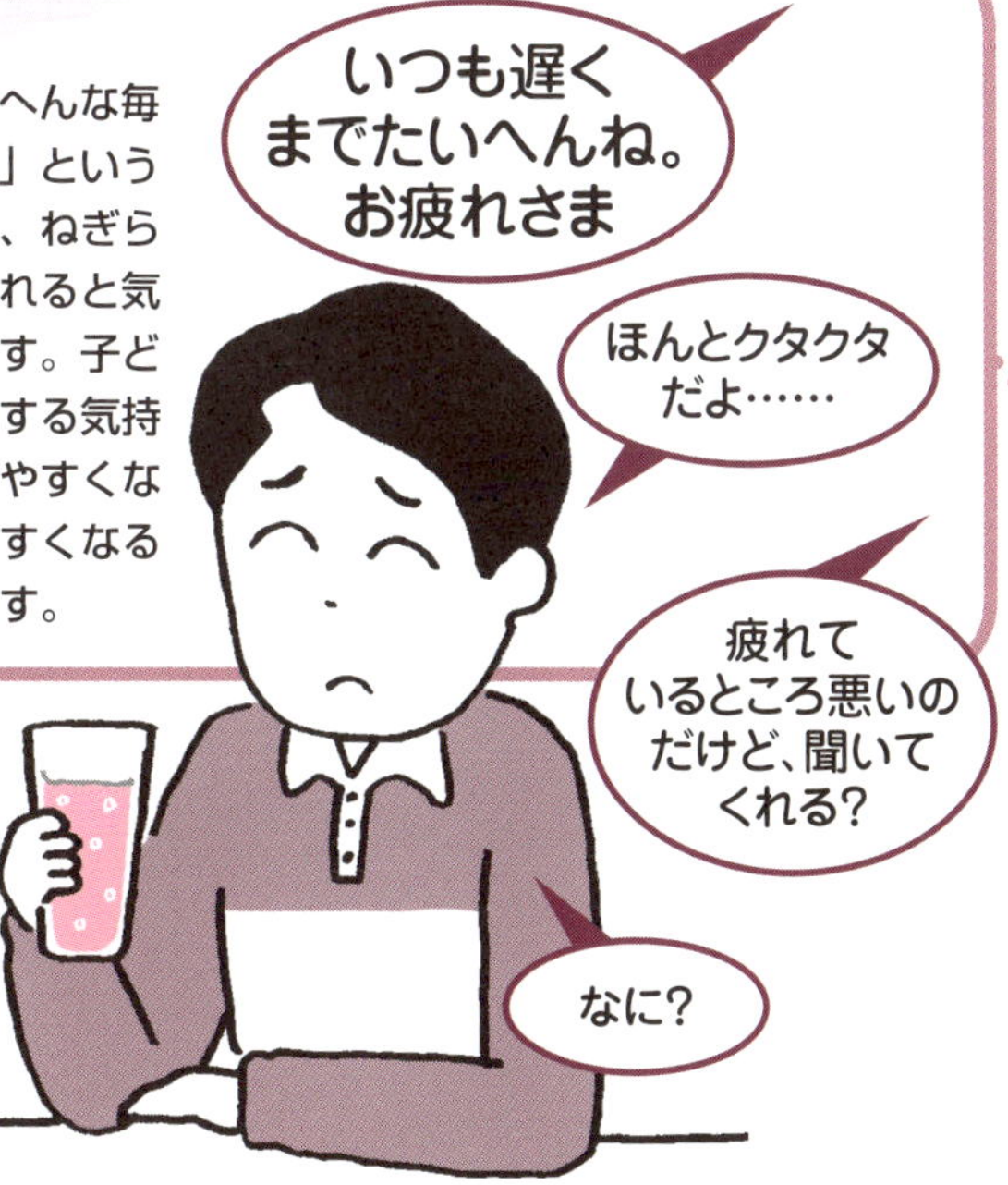
いつも遅くまでたいへんね。お疲れさま
ほんとクタクタだよ……
疲れているところ悪いのだけど、聞いてくれる?
なに?

### 「してほしいこと」を具体的に伝える

関係者の話を聞いたり、同じような立場の人と話したりする機会をつくることで、不登校への理解が深まりやすくなります。子どもにかかわる機会もできるだけ増やしてもらいましょう。ねぎらったあとの「お願い」なら、話も通りやすくなります。

「お願い」するのは不本意かもしれませんが、潤滑油と思って上手に使いこなしましょう。

- ●学校や関連機関との相談に同席してほしい
- ●「親の会」の集まりにいっしょに行ってほしい
- ●不登校に関するセミナーにいっしょに行ってほしい
- ●子どもといっしょに過ごす時間をとってほしい

など

ひとりでは心細いから、お願いしていい?

家族関係を調整する②

# 親自身の世界が広がると「過干渉」は減る

子ども中心の生活を送ってきた親、多くの場合、母親は、子どもの面倒をよくみている半面、はたからは干渉しすぎと感じられることも。これを改善するにはどうすればよいのでしょう?

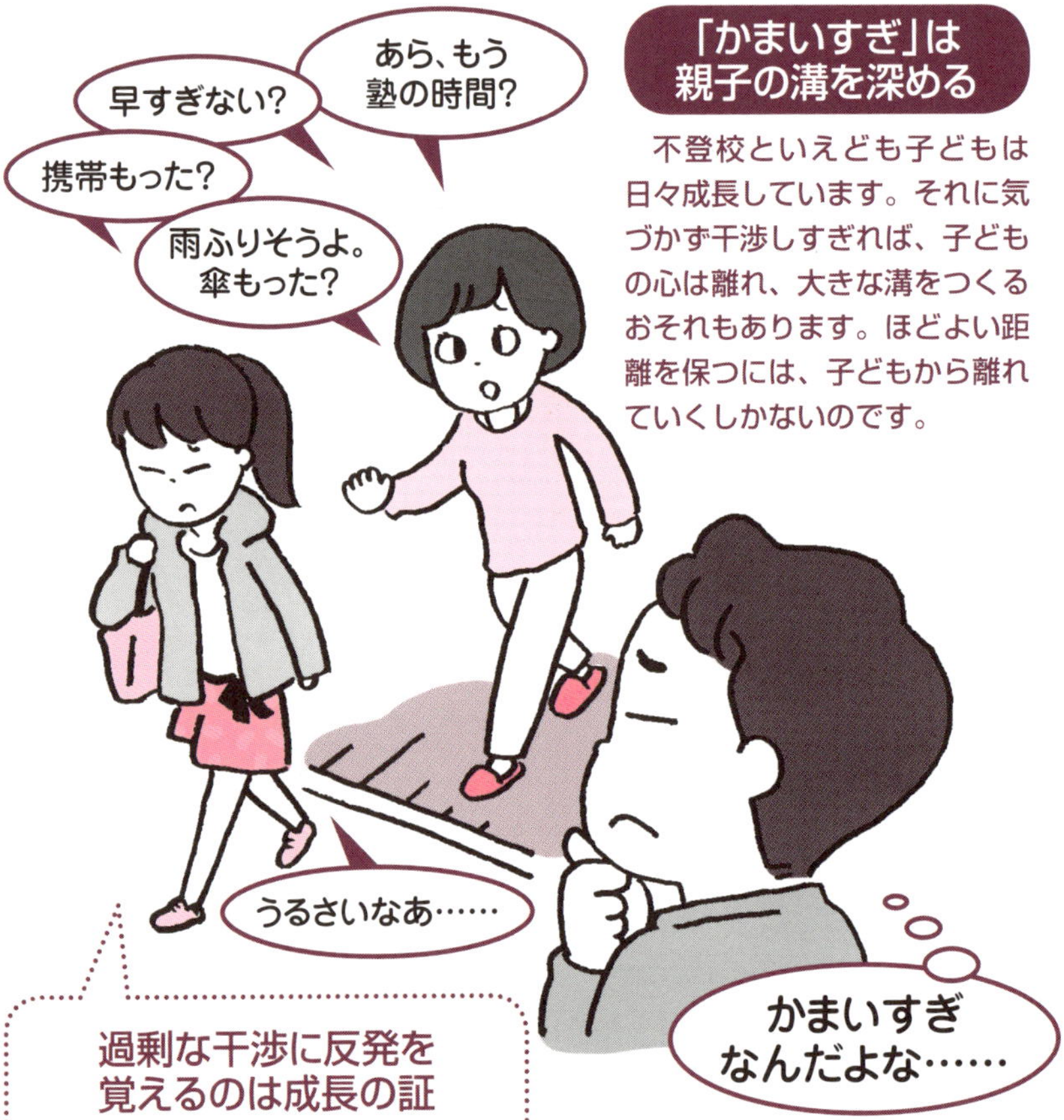

あら、もう塾の時間?
早すぎない?
携帯もった?
雨ふりそうよ。傘もった?
うるさいなあ……
かまいすぎなんだよな……


**「かまいすぎ」は親子の溝を深める**

不登校といえども子どもは日々成長しています。それに気づかず干渉しすぎれば、子どもの心は離れ、大きな溝をつくるおそれもあります。ほどよい距離を保つには、子どもから離れていくしかないのです。

**過剰な干渉に反発を覚えるのは成長の証**

親にべったり依存していたようにみえる子どもが、親の口出しに反感を覚えるようになるのは成長の証ととらえられます。

## しないようにするより したいことを見つけよう

子どもの習い事や受験などに熱心に取り組んできた親の「子どものことが最優先」という意識は、根強いものがありそうです。子どもが「学校に行っていない」という状況にある以上、いくつになっても親離れ・子離れは当分先のように感じられるかもしれません。子どもと過ごす時間が長ければ、あれこれ口を出したくもなるでしょう。それが、子どもにはうとましく感じられることもあります。

子どもをかまいす

## 「子離れ」してもらうための工夫

親、多くは母親の目を子どもばかりではなく、外に向けられるようにすることが、過干渉を減らす鍵になります。そのためには、家族（多くは父親）の協力が必要です。

× かまいすぎだよ。そんなんじゃ、子どもも息苦しいだろう

### ねぎらう

過干渉が気になるなら、批判する前にこれまでの子育ての苦労をねぎらってください。子どものことを最優先に考え、子ども中心の生活を送ってきたこと、子育てに真剣に取り組んできたことは確かなのですから。

○ いつもありがとう。くたびれるでしょう。気晴らしも必要だよね

### 子ども抜きで楽しむ時間をつくる

家族で楽しむのもよいのですが、ときには夫婦だけで出かけるなど、子ども抜きで楽しめる時間をもつのもよいでしょう。

これ、面白そうだね。いっしょに行こうよ

### 「自分の時間」をつくれるように協力する

子どものこと、家のことを全部引き受けていた人は、いきなり「自分の世界をもて」「自分の時間をつくれ」と言われても戸惑うかもしれません。「子どもの世話や家のことは、自分がするから大丈夫」という後押しが必要です。

昔やってたこと、再開したら？

出かけておいでよ。ごはんの用意はしておくから

### 少しずつ子離れ。干渉しすぎがおさまる

自分の世界が広がれば、子どもにばかり目を向けずにすみます。子どもとのほどよい距離感が保てるようになることで、子どもの自立が促される可能性もあります。

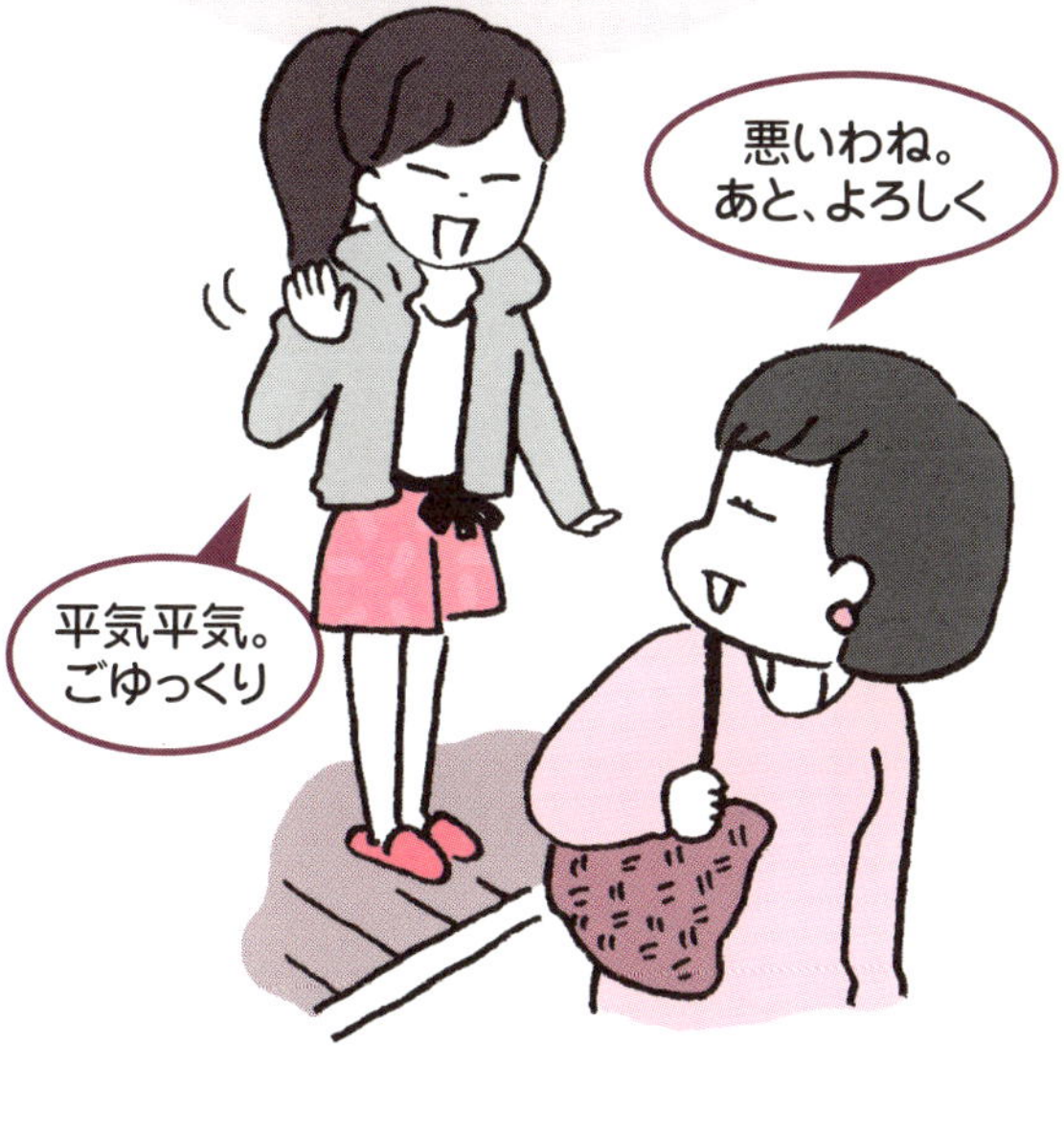


ぎる親に「子離れしたら」と言っても、また親自身、口を出しすぎないようにしようと思っていても、子ども中心の生活が続くかぎり簡単には変われません。

ここはむしろ、親が自分自身の世界を広げ、子どもではなくほかのことにも目が向くようにしていくほうがよいでしょう。なにごとも「しないようにする」より「したいことをする」ほうが、ずっと簡単です。

# 「無理解な口出し」は上手にかわしていこう

子どもの祖父母など、親族を頼りにしている人も多いでしょう。ただ、遠慮がないぶん、無理解な口出しに困ることもあるのでは？　上手に理解を求めていきましょう。

**悪気はなくても傷つく言葉**

傷つけるつもりはまったくなく、むしろ励まし、応援したいという気持ちから発せられる言葉であっても、聞く側にとっては心が傷つく言葉になってしまうことがあります。

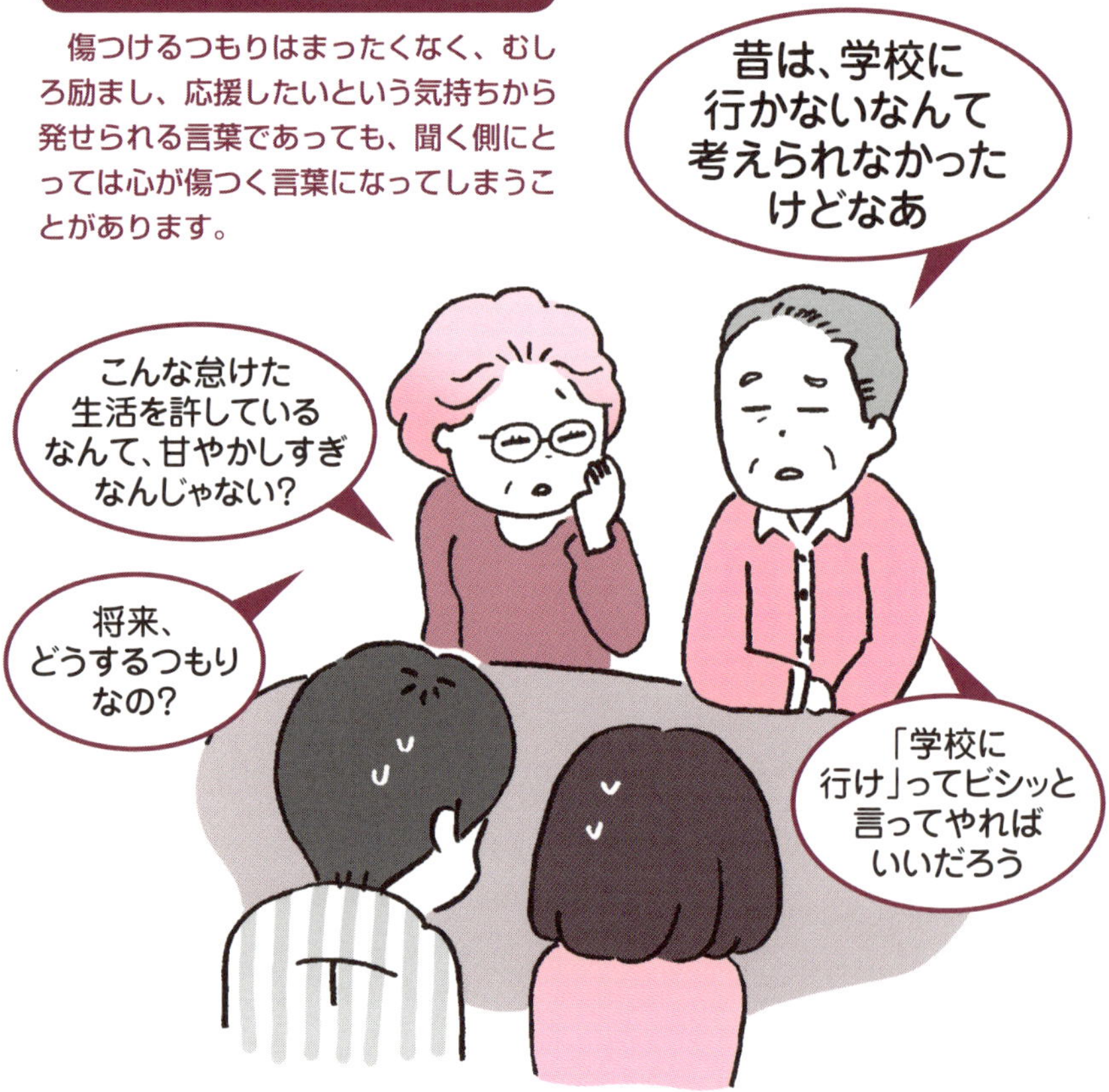
昔は、学校に行かないなんて考えられなかったけどなあ
こんな怠けた生活を許しているなんて、甘やかしすぎなんじゃない？
将来、どうするつもりなの？
「学校に行け」ってビシッと言ってやればいいだろう

## 議論の前提となる認識が異なるから、かみあいにくい

人によってものごとのとらえ方は違います。とりわけ世代が違えば、その差は大きくなりがちです。

不登校に対する考え方も、親の世代と祖父母の世代で異なることが少なくないようです。この四〇年ほどの間に少子化が進んできた一方で、不登校の中学生の数は約一〇倍に。祖父母自身が子育ての当事者だった頃は、「学校に行かない子ども」はごく少なかったのですから、議論がかみあいにくいのも当然といえば当然です。

ただ、孫を、子どもを大切に思う気持ちは共通するはず。そこに折り合いをつけるポイントがあるのではないでしょうか。

## 理解あるサポーターを増やす工夫

せっかく身近な人なのですから、理解ある味方になってもらいましょう。

### 学校の話題から離れた関係を深める

学校とは関係のない、たとえば「祖父母と孫」としてのかかわりが増えることで、無用な口出しは減らせることもあります。

子どもとの交流をはかる際には、「学校や勉強の話は、根掘り葉掘り聞かないこと」を約束してもらいます。そんな話はしなくても、おじいちゃん、おばあちゃんといっしょに出かけたり、家のことを手伝ったり、いっしょに遊んだりして楽しく過ごしてもらいましょう。

### 「時代の変化」も含めて子どもの状況を説明する

子どもの状況や、時代の変化などをていねいに説明しておきましょう。子どもは家にいても怠けているわけではなく、学校に行こうとしても行けない状態であること、不登校の実数の変化や、進学は可能なことなども、話してみます。

それでも納得は得られないかもしれません。その場合は、「親子ともどもあなたから見れば不出来だろうが、私は子どもを大切に思っている」ということだけ伝わればよしとしましょう。

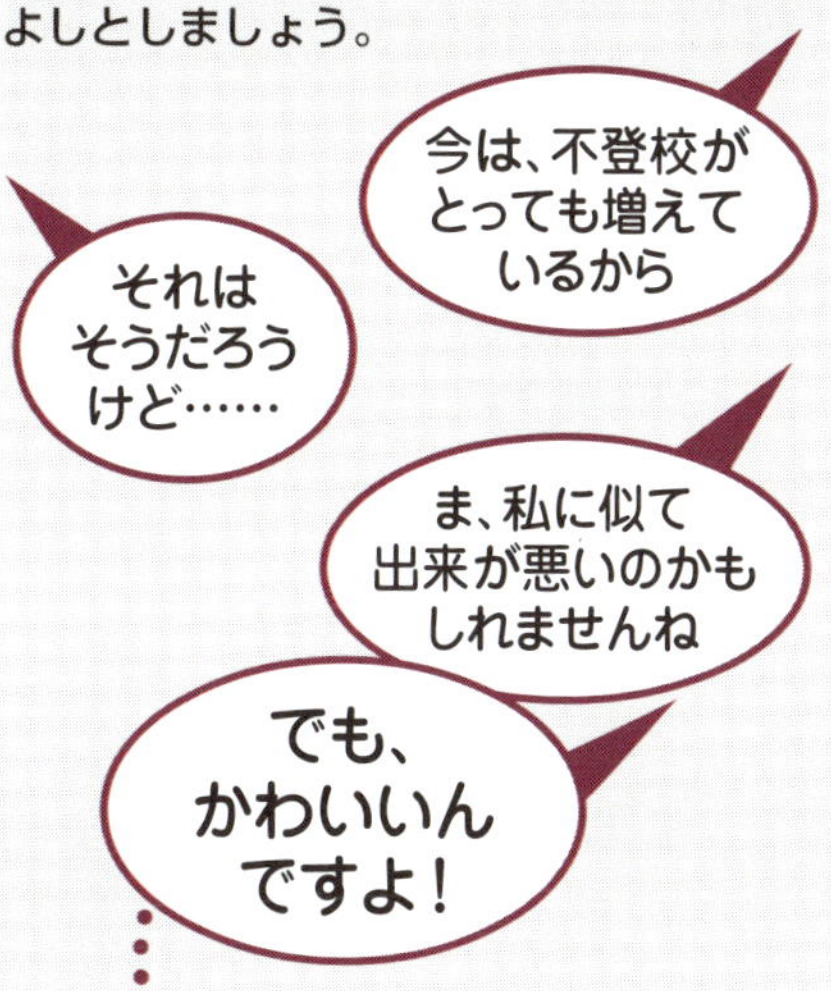

今は、不登校がとっても増えているから
それはそうだろうけど……
ま、私に似て出来が悪いのかもしれませんね
でも、かわいいんですよ！


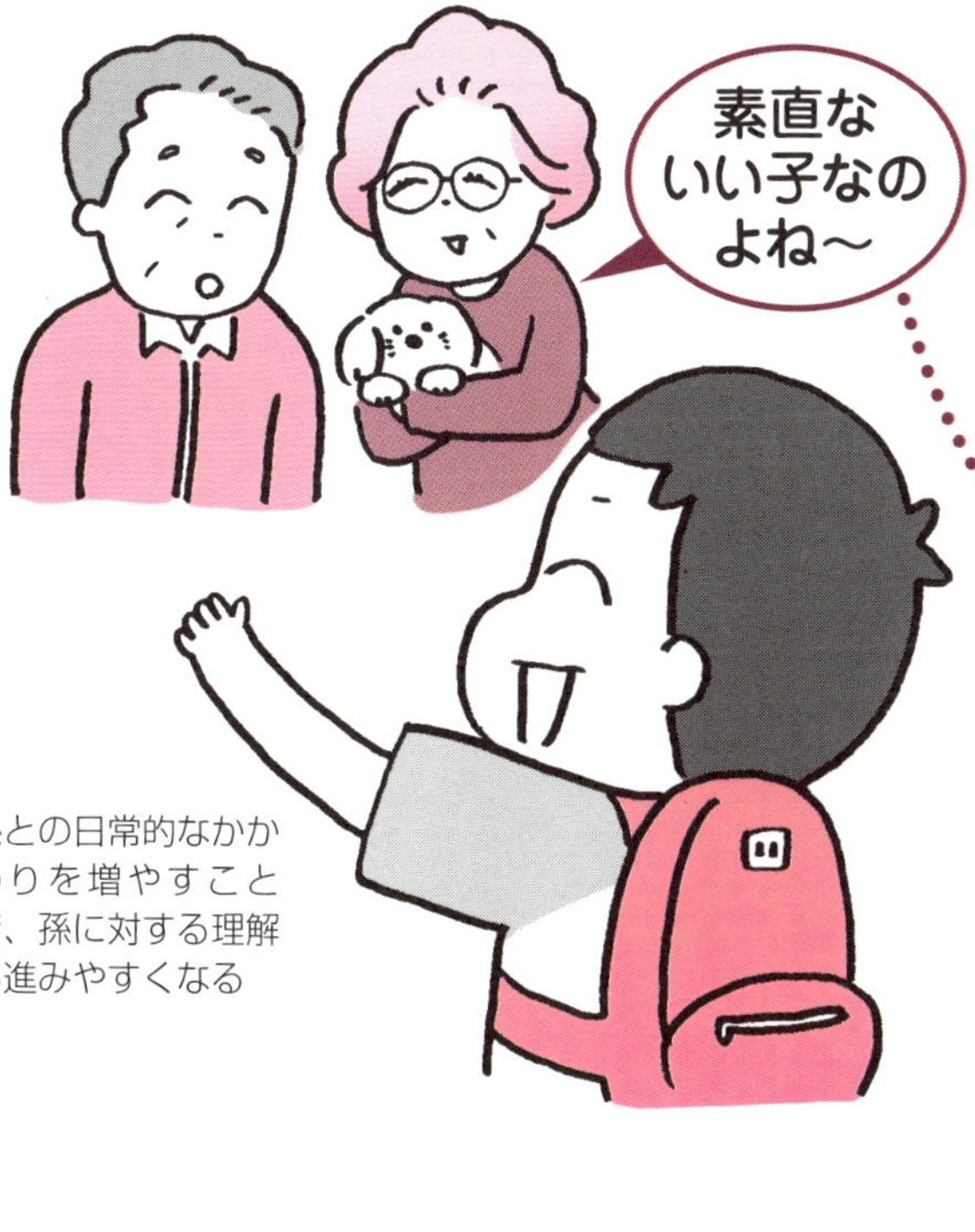

素直ないい子なのよね～


学校に行っていようが休んでいようが、かわいい子ども、かわいい孫であることに変わりはない——まわりの大人がそう思えるようになると、子どもの安心感も増す

孫との日常的なかかわりを増やすことで、孫に対する理解も進みやすくなる

**相談先をもつ**

# 専門の相談機関の利用も考えてみよう

子どもについて困っていること、将来への不安など、心のモヤモヤを話せる場をもつことで気持ちは安定しやすくなります。ひとりでかかえ込まず、相談してみましょう。

## 身近な人への相談は難しいことも

悩みが深刻であればあるほど、身近な人には話しにくいと感じる人が多いようです。

### 友だち

自分自身の友だちや、子どもを介して知り合った「ママ友」のなかには、親身に話を聞いてくれる人もいるかもしれません。しかし、自分のほうが「こんな話、聞かされても困るだろう」と遠慮してしまったり、相手の子どもの話に引け目を感じたりすることもあります。

### 学校関係者

子どもへの対応については主要な相談先です。しかし、家庭環境を含めた問題については、踏み込んだ話をしにくい面もあります。

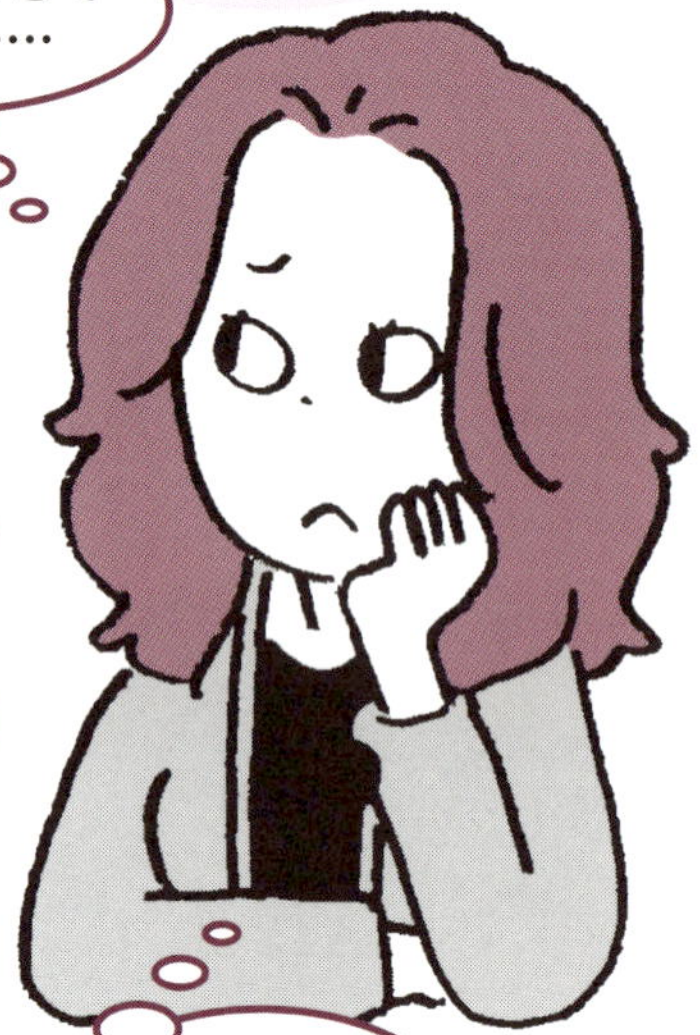

気をつかわせてるかな……
あまりにプライベートな話はしにくいかな……
むしろ家族の愚痴を言いたい……


### 家族

いちばんの相談相手という場合もあるでしょう。一方で、身近な家族が、じつは悩みの種ということもあります。

## 自分の心のメンテナンスも大切

悩みは、人に話すだけでも整理され、スッキリするものです。しかし、「子どもが不登校であること」に端を発する悩みは、知人には話しづらいという人が少なくありません。置かれている状況が違うため、理解してもらえないように感じたり、相手の思わぬ反応に、

## 本音を話せる相談機関を見つけよう

**親自身の不安な気持ちを吐き出せる場所を見つけましょう。ひとりで悩んでいては前に進めません。**

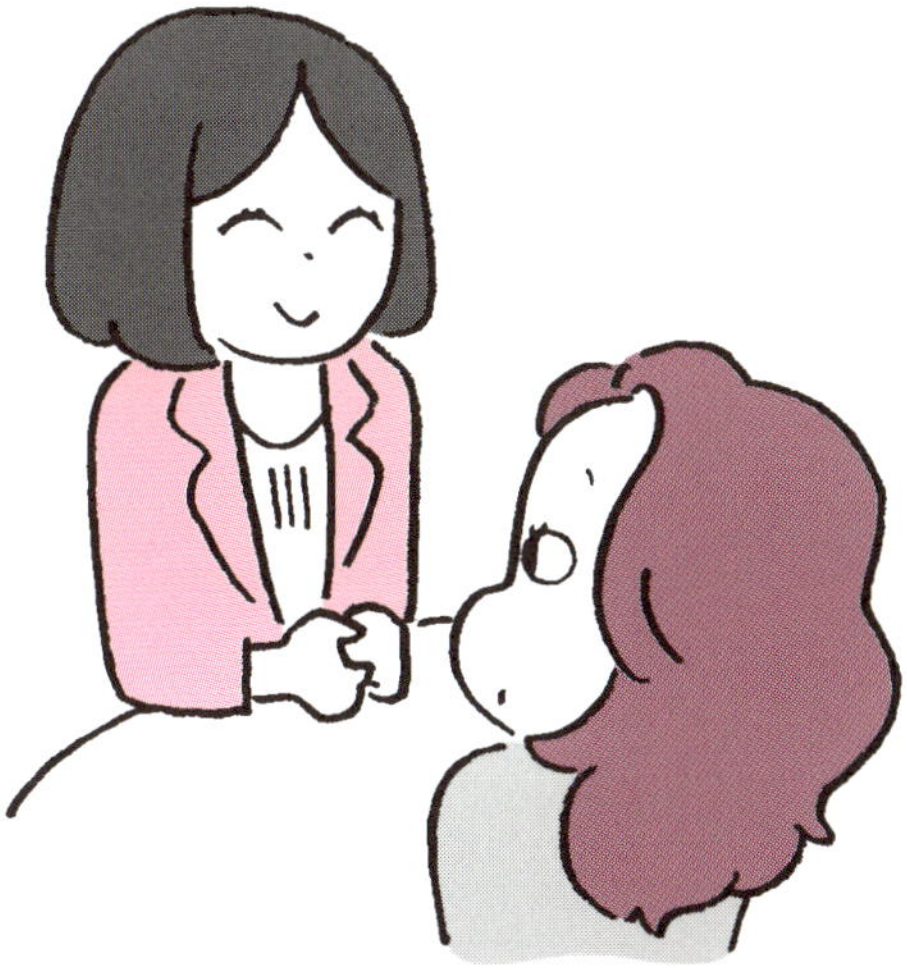

### 公的な相談機関

自治体では、さまざまな機関が「悩みごとの相談窓口」として用意されています。匿名での電話相談を受けつけていたり、予約制で面談形式での相談を受けられたりすることもあります。いずれも無料で相談を受けられます。

**■教育支援センター/教育相談センター など**

子どもに関することならなんでも相談できます。保護者のみの相談もできます。

**■精神保健福祉センター**

心の問題に関する公的な相談機関です。不登校の子どもに関する相談もできます。

### 民間のカウンセリング機関

名称はさまざまですが、民間のカウンセリング機関を利用し、カウンセラーに話を聞いてもらうのもひとつの方法です。カウンセラーは「聞くこと」のプロです。お金はかかりますが、話題を選ぶことなく、なんでも話を聞いてもらえます。

### 医療機関（精神科）

気分の落ち込みがひどい、眠れないなどといった状態であれば、医療機関を受診するのがよいでしょう。場合によっては、薬を処方されることもあります。

### 自助グループ

不登校の子どもをもつ親の集まりは、全国各地にあります。定期的に会合を開いているところも多いので、参加してみるのもよいでしょう。

似た状況にある人ばかりなので、共感を得やすいうえ、参考となる経験談を聞けたりもします。「不登校 親の会 地域名」といったキーワードで検索してみましょう。

「話さなければよかった」と思うことすらあったりもします。

そこで利用したいのは、専門の相談機関です。

相談先はいろいろありますが、相談員やカウンセラーとの相性もあります。初回の相談で「合わないな」と思ってもあきらめず、日を変えたり、担当を替えてもらったりしてみてください。自分の心のメンテナンスも、心がけていきましょう。

COLUMN

# 子ども自身の「育つ力」を信じよう

## 今は根を張る時期。見えないところで成長は続く

巻頭で、人生を道に、その道を進む車のドライバーを子どもにたとえてお話ししました。ただ、子どもは日々成長していきます。ですから、ここでは「樹木」にたとえて考えてみましょう。

種をまけば数ヵ月で花を咲かせる草花と違い、樹木の成長には時間がかかります。なかなか大きくならないように見えることもありますが、地面の下では根を伸ばし、成長を続けています。太い幹をもち、枝葉を伸ばして繁る木は、しっかり張った根をもちます。根が成長するからこそ、目に見える幹や枝葉が成長していくのです。

子どもの育ちも似ています。子どもには「育つ力」があります。成長が感じられない日々が続いても、見えないところで成長は続いています。その成長を信じ、見守っていきましょう。

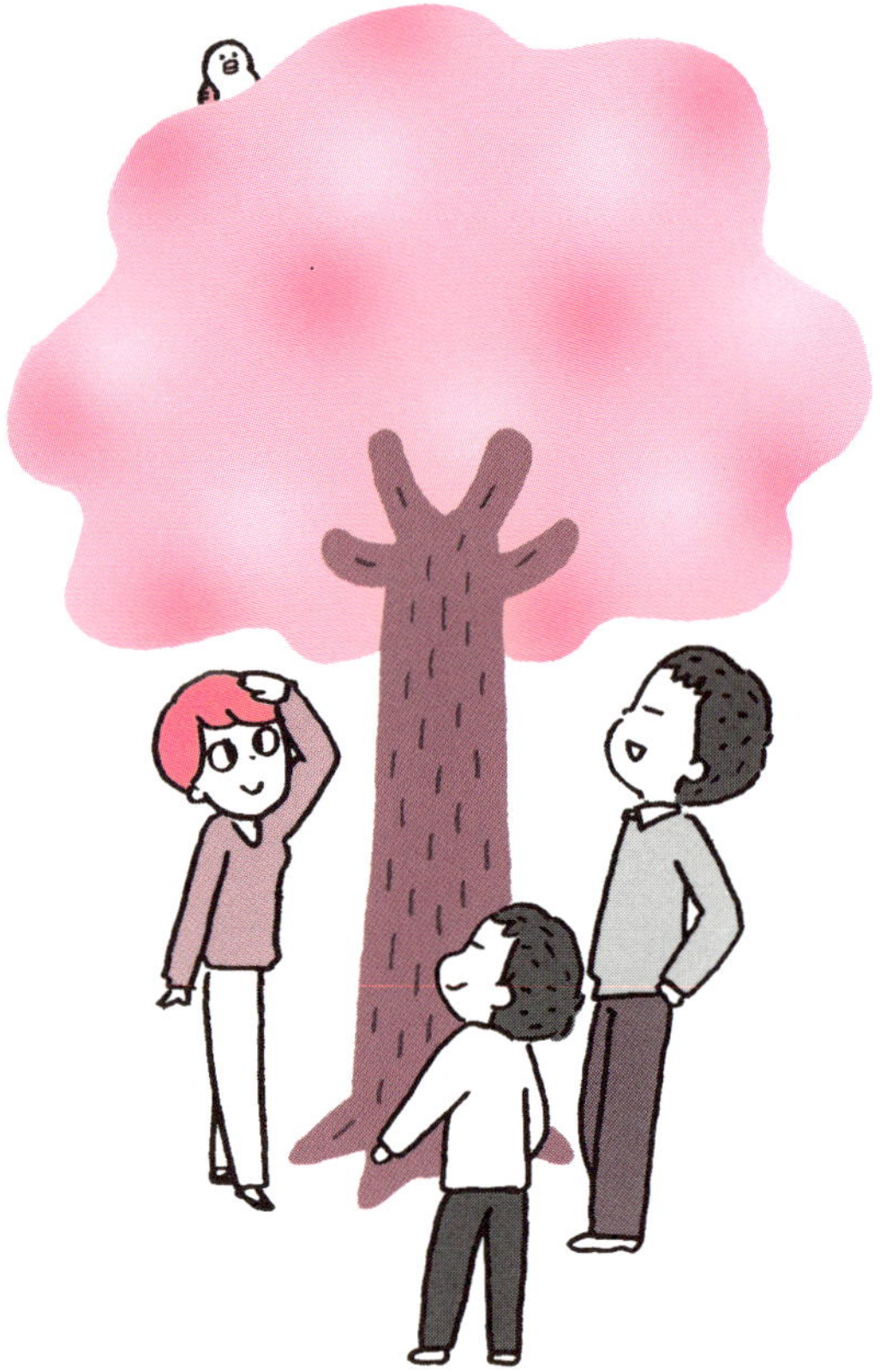

■監修者プロフィール

**下島 かほる**（しもじま・かほる）

中学校教諭、特別支援教育士（S.E.N.S）、上級教育カウンセラー、ガイダンスカウンセラー。早稲田大学教育学部英語英文学科卒業後、10年間、都立梅ヶ丘病院の院内学級において精神障害や発達障害のある子どもの教育に携わる。その後、通常の中学校に在籍する聴覚障害のある生徒のための学級の担任となり、全国で初めて義務教育の通常学級でパソコンによる情報保障の支援をおこなう。2009年より世田谷区立世田谷中学校に勤務。配慮の必要な生徒や不登校の生徒の支援にあたる。著書に『不登校Q&A 自信と笑顔を取り戻す100の処方箋』（編著、くろしお出版）、『聴覚障害教育の基本と実際』（分担執筆、田研出版）などがある。

■参考資料


下島かほる・辰巳裕介編著『不登校Q&A 自信と笑顔を取り戻す100の処方箋』（くろしお出版）

東京都教育委員会『児童・生徒を支援するためのガイドブック～不登校への適切な対応に向けて～』（東京都教育庁指導部指導企画課）

文部科学省「平成29年度 児童生徒の問題行動・不登校等生徒指導上の諸課題に関する調査結果」

文部科学省「不登校に関する実態調査～平成18年度不登校生徒に関する追跡調査報告書～」

日本財団「不登校傾向にある子どもの実態調査」



健康ライブラリー イラスト版

**登《とう》校《こう》しぶり・不《ふ》登《とう》校《こう》の子《こ》に親《おや》ができること**

2019年9月10日 第1刷発行

| | |
|---|---|
| 監 修 | 下島かほる（しもじま・かほる） |
| 発行者 | 渡瀬昌彦 |
| 発行所 | 株式会社講談社 |
| | 東京都文京区音羽二丁目12-21 |
| | 郵便番号 112-8001 |
| | 電話番号 編集 03-5395-3560 |
| | 販売 03-5395-4415 |
| | 業務 03-5395-3615 |
| 印刷所 | 凸版印刷株式会社 |
| 製本所 | 株式会社若林製本工場 |

N.D.C. 370 98p 21cm





ISBN978-4-06-517116-5

●編集協力 オフィス201、柳井亜紀
●カバーデザイン 松本 桂
●カバーイラスト 長谷川貴子
●本文デザイン 勝木デザイン
●本文イラスト 松本麻希、千田和幸

## 講談社　健康ライブラリー　イラスト版

### 支援・指導のむずかしい子を支える魔法の言葉

特別支援教育ネット代表
**小栗正幸**　監修

話が通じない、聞く耳をもたない子の心に響く対話術。
暴言・暴力、いじめ、不登校……困った場面も乗り切れる！

定価　本体1300円（税別）

### 行為障害と非行のことがわかる本

特別支援教育ネット代表
**小栗正幸**　監修

子どもの「育ちのゆがみ」が行動に表れる。行為障害（素行障害）・
非行への対処法を徹底図解。うまくいく指導や支援のヒント満載！

定価　本体 1200円（税別）

### トラウマのことがわかる本
### 生きづらさを軽くするためにできること

こころとからだ・光の花クリニック院長
**白川美也子**　監修

つらい体験でできた「心の傷」が生活を脅かす。
トラウマの正体から心と体の整え方まで徹底解説！

定価　本体1400円（税別）

### 拒食症と過食症の治し方

大阪市立大学名誉教授
**切池信夫**　監修

始まりは拒食か過食か、経過や治り方はさまざま。
まずは5分間吐くのをがまん！　悪循環は断ち切れる。

定価　本体1300円（税別）

### 自傷・自殺のことがわかる本
### 自分を傷つけない生き方のレッスン

国立精神・神経医療研究センター精神保健研究所
**松本俊彦**　監修

「死にたい…」「消えたい…」の本当の意味は？
回復への道につながるスキルと適切な支援法！

定価　本体1300円（税別）

### AD／HD（注意欠陥／多動性障害）のすべてがわかる本

日本発達障害ネットワーク理事長
**市川宏伸**　監修

落ち着きのない子どもは、心の病気にかかっている？
多動の原因と対応策を解説。子どもの悩みがわかる本。

定価　本体1200円（税別）

## 講談社　健康ライブラリー　スペシャル

### 発達障害の子の立ち直り力「レジリエンス」を育てる本

**藤野　博、日戸由刈**　監修

失敗に傷つき落ちこんでしまう子供達。自尊心を高めるだけではう
まくいかない。これからの療育に不可欠なレジリエンスの育て方。

定価　本体1300円（税別）

### 発達障害の子のコミュニケーション・トレーニング

関西学院大学文学部総合心理科学科教授
**有光興記**　監修

会話力をつけて友達といい関係をつくろう。15のステップで話す・
聞く力が身につくトレーニング方法を紹介。感情表現も豊かに。

定価　本体1300円（税別）